大展好書　好書大展

品嘗好書　冠群可期

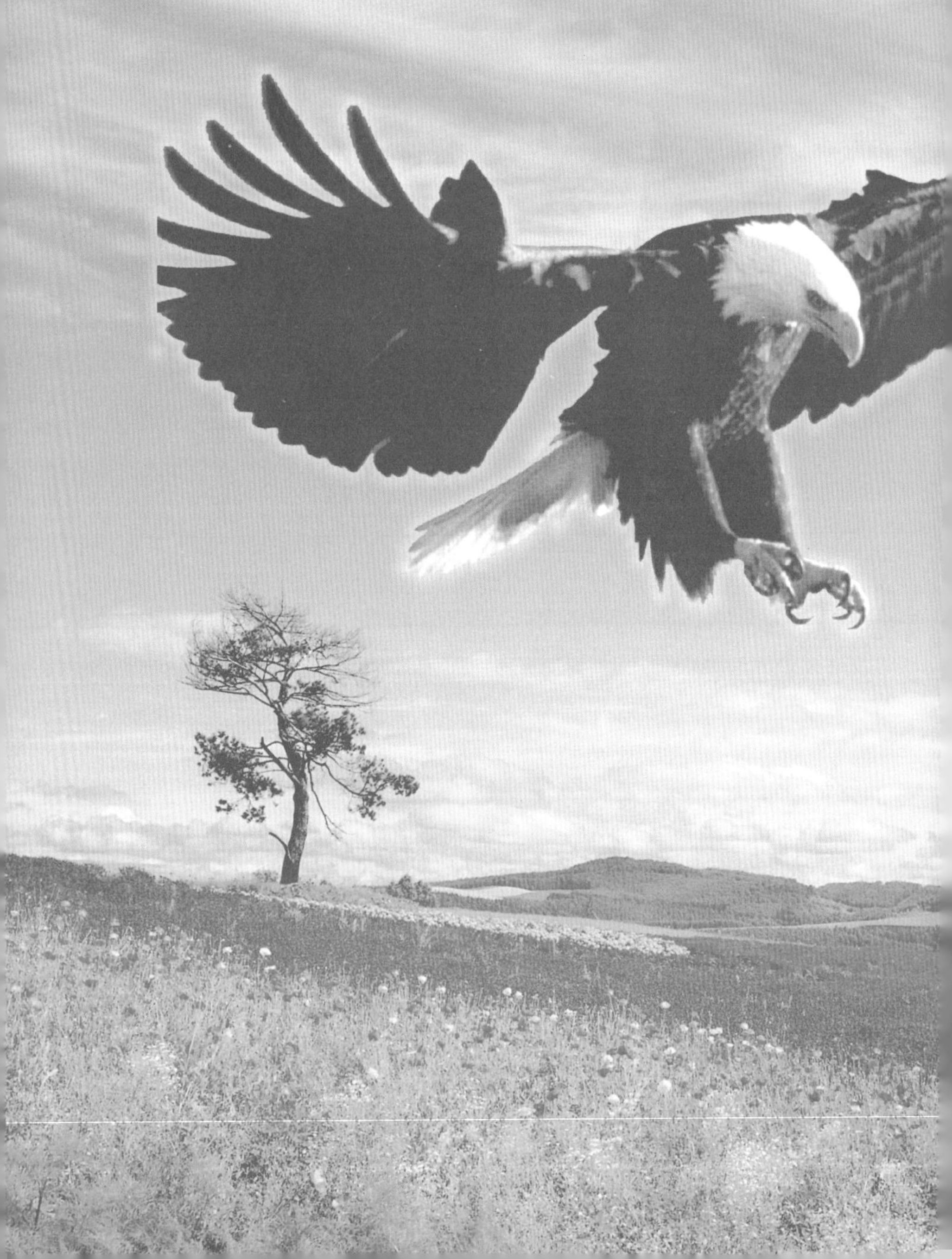

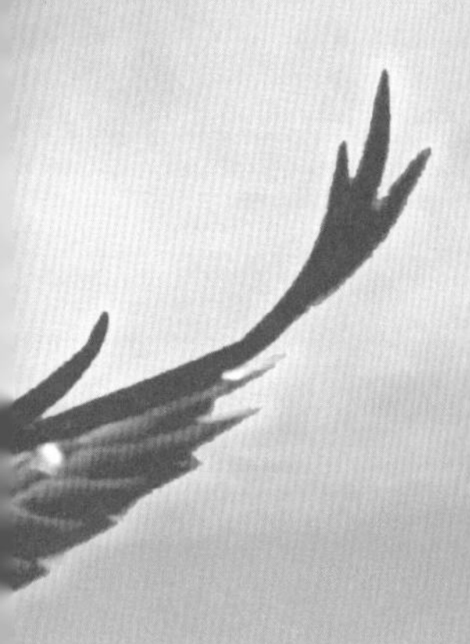

大展好書　好書大展

品嘗好書　冠群可期

傳統民俗療法 1

神奇刀療法

潘文雄・編著

品冠文化出版社

序 文

潘文雄老師是教授刀療的老師，也是臺灣首位用『刀療』爲病人調理身體的工作者。我認識他卻是因爲在商店談有關有機肥的事務，而結此因緣。

數年前，潘老師來到馬來西亞的了樂居嶺上，面對著200甲的大農場，他慨然提供了眷養20年的寶貴菌種；並且指導農場的工作人員如何自製有機肥，保護土地不受化肥料侵害；也替農場節省了一些經費，卻絕口不提刀療之事。

潘老師身懷刀療這項絕活，是在什麼時候提及，我也忘了；只知道在過去某段時間，他在台灣用刀療 醫治了一些病患，幫了許多人，卻也給自己家人帶來不少困擾。

有一天，潘老師又來到樂居嶺基地，剛巧有一批馬來西亞的病患上山求醫；就在剛建好的大光明磁塔內，我請他給予患者們救援，潘老師當場操刀，令馬來西亞衆多華裔大開眼界。接下來兩天，他被延請到距離農場約70公里的關丹市；關丹市位於馬來半島東岸海邊上，是彭亨州首府所在地，在這兩天內，潘老師不停的操刀，爲近百人義診，效果顯著，令人驚服，當場就有幾人拜師學藝。就從這裡開始，刀療在馬來西亞播下了種子，並且傳播發揚起來了。

這幾年來，由於潘老師的愛心，和家人的支持，再加上大衆的鼓舞，他逐漸加重了教導刀療的擔子，也重新將這門被埋沒數千年，中華傳統文化中精湛的醫療技術發揚光大。爲此，我個人願意爲他作見證。並恭祝他眞情如縷，愛心永駐。

馬來西亞樂居嶺上 莊志伸 2000/2/27

目　錄

第二部

第一部

什麼是刀療法

刀療法來自於古代中國醫療法之一。早年在河南、安陽、殷墟出土的一批甲骨文中有關於疾病的記載，而無藥物治病的述說，是否尚未發現，抑或淹沒失傳，不得而知。但值得注意的是，隨著這些甲骨文出土的有砭石片（一種含重金屬礦），證明古代是運用石頭片砭石片作為治療身體不適時的物理治療之工具。

當人體不適，內臟器官受損害發生障礙時，在體外一定的皮膚部位上，反應感覺敏感部位會產生輕、重、大、小、痠麻疼痛的感覺，然而人的手就會自然的去按摩、扭捏、揉搓、捶打以馬上獲得舒適的感覺，到了病變繼續發展，按摩、扭捏、揉搓、捶打、等，都失去效用時，才用石頭片或砭石砍、剁、敲打刺激不適處。

經長時間人類的進步，由石頭片砭石片轉變改成用刀砍、剁、敲打刺激不適處治療身體。

以前醫術施用刀療法治療，除了具有精神信仰治療外，經實際分析『它』，『它』是非常科學實際；用現代術語解釋『它』，是生體電、氣場、磁場、經絡、順勢、反射、復健、運動、水療、心理療、等自然療法，聚集結合而成的理療法。

刀療法物理醫學功能

『刀療法』用現代物理醫學療法解釋，刀療法是生體電、物理刺激療法，運用氣功配合銳刀施以剁（砍）身體表皮各部位，當刀子接觸到病患身體肌膚之前很近的距離時，刀療師的身體電子（能量）借由刀刃尖端輸入病患體內，然而刀療師不斷的砍，電子（能量）借由刀刃尖端不斷輸入病人的體內，從淺部到深處、由點到面，經由電流不斷傳遞，神經系統瞬間反射，釋放出多量神經傳導素，而引起特定的細胞內化學物質之合成，使肌肉收縮、鬆弛，加速體內血液循環新陳代謝、增加氧氣輸送、使體內的免疫力系統增強，自體治療自己病症達到復健，促使體內所需之平衡，以達到預防病毒入侵的效果。

『刀療法』可說是結合物理醫學療法的電、熱、力三項物理治療原理，利用刀子導電使生體電增強刺激，喚醒半睡眠的神經細胞，運用連續刺激砍磨擦產生熱感使肌肉收縮鬆弛等，促使血液免疫系統增加。

所以，刀療法『它』具有使各系統恢復該有的生理機能，發揮該特定功能，防止機能衰退，維護體內各系統正常運作，防止老化，並有治療復健與預防各種病痛纏身之功能。

依我認知裡，刀療法『它』是現代最佳的另類理療法。

我與刀療法

緣 起

民國 64 年〈西元 1975 年〉時，日本朋友八田先生帶他的好友加藤先生來台灣觀光。加藤先生的年紀和我相仿，也就是他將刀療法傳授給我的。

有一天，我們在飯店裡用餐時，加藤先生突然說要教我「刀療」。當時我不知道什麼是刀療，也不知道刀療是做什麼的，所以很好奇問八田先生什麼是刀療，八田先生才很認真跟我介紹，加藤先生的身分以及工作，加藤先生除了自己開的建設公司之外，還是位和尚，一位用武士刀幫人治病的和尚。八田本人的胃潰瘍病就是加藤先生為他刀療而痊癒的。

記得那一次聊天裡，只是一直聽師父講他如何為人治病、治療多少人、刀療有多厲害、救過多少人……等等。但每說到精彩之處時就會說：「我教你刀療。」不過，我總是沒回應。

師父他們一行回日本後， 每到閒暇時我就會去思考刀療法，用刀砍一砍真的可治療病痛嗎？會痊癒嗎？在心裡一直打轉著，也存著懷疑和好奇。

我曾三次拒絕學刀療

半年後師父又來台北。再度表示說要教我刀療，當時心想：「如果我拒絕的話，就太對不起他的熱心與好意。」於是我答應了。就問師父：「需要什麼條件、準備什麼東西？」

有兩個條件，第一、要一口氣把心經唸完。.第二、需和太太分房三年半。

當時我沒任何宗教信仰，只是沒有拒絕拿香祭拜先人的一個人。更不相信唸經會有什作用或好處。要我唸經實在是不可能的事，於是在內心裡我拒絕學習刀療。

不過師父要回日本臨走前，特意留下兩本經書給我，希望閒暇之餘能看看經書。這是我第一次接觸到經書。

有了經書，有時候我也會因好奇而唸唸經，看有什麼感覺或不一樣現象，結果沒有傳說中的感覺或改變任何現象。也曾試著用一口氣要把心經唸完，但是沒成功過，從此經書就置於高閣。

內心裡面不斷的抗拒學刀療，反覆找問題找藉口。滿腦子疑問：學刀療為什麼一定要一口氣唸完心經、夫妻須分房三年半才可以學?以現代醫學觀點，禁慾是不健康的。於是在心裡再一次拒絕學刀療。

師父又來了。但這次不同的，就是有關教刀療之事一句也沒提，只有盡情的觀光旅遊，反而我倒期待他開口問我學刀療的事，可是他一直沒提，直到要離開台灣上飛機的前一刻，問我什麼時候去日本？我當時心想：「他還不是要我去學刀療，而且我自己也很清楚的告訴自己，我才不會去學刀療的。」

於民國六十五年的十一月底帶太太去日本玩，順便拜訪一些好朋友，也見了師父。

師父邀請我們去參觀他的道場室內設計，當我們到達道場時，正好見他在準備為一位少女做治療前的法事。第一次見他穿袈裟（和尚服），胸襟戴著一串佛珠，手持唸珠，一副日本和尚樣子，看起來非常莊嚴也非常不習慣，不知怎麼和師父說話。

他跟我解釋，要刀療以前必須先上香、禱告、唸經、持咒、請法等儀式完成後才可為人治療病。

以當時的見解，認為在台灣社會裡是不會接受身穿袈裟的和尚有家室妻小，一定會倍受攻擊。所以在內心裡再度拒絕學刀療（第三次）。

決定學刀療

師父在治療那位少女時，要我們進去看治療的過程。那位少女的母親也雙手合掌很虔誠看著師父治療。

師父手持一把 2 尺 4 的武士刀，口中唸唸有詞，並配合吐納，一直砍一直砍，隔一段時間就休息一下，又開始砍到全身都砍到才算治療完成。

利用師父淨身更換衣服時，我跟患者與她的家屬詢問一些有關病情，以及治療的感覺和效果，聽完他們的敘述後。我感到好奇，也想嘗試看看感覺如何，是否真的有療效如何，於是請師父幫我治療幾十年醫生檢查不出、治療不好的全身慵懶、腰酸背痛等病。

隔天到了道場，師父已經準備好一切，一見到我馬上命令我脫掉衣服，只剩內褲。然後拿出一把武士刀剃一下腿毛，再用口吹一下在刀刃的腿毛，這樣的動作只是在告訴我，刀子是非常利，不是玩具刀。說真的我實在很害怕，心想居然自己要求治療就絕對不能退縮，一定要撐下去。

開始治療（砍）時須要聽師父的命令，吸氣（準備）、閉氣（治療〔砍〕、吐氣（休息）、一直砍。一直到師父說：『好了』。才鬆了一口氣，真的痛到不是言語能形容的痛。這時候才知道被治療的那位少女有多麼勇敢，如果她的治療無效或病情沒改善是不可能承受這種極其疼痛的治療。

師父叮嚀：「治療（砍）完了回去會很痛，可能發燒，要用米酒水泡澡，好好休息明天再來。」

全身痛苦難當，連走路都非常困難，回到飯店裡脫掉衣服一看，真是慘不忍睹，全身黑青紫綠。心裡面直罵自己笨，明知道痛還去試，真是大笨瓜。

每次去師父的道場，都須要太太扶助我走路坐電車，連續治療三次後，才發現身體狀況有改變、精神都比以前好，而後在接續治療（砍）時，也慢慢減輕痛感，甚至不痛，所以我相信它的療效，也就決定學刀療了。

接刀療法傳承

決定學刀療，準備了兩年多的時間。民國 68 年帶太太一起去日本，正式學刀療法。

我有沒有準備好、是否有持經做功課，只要師父用刀一試馬上知道。

因此，就跟師父坦誠的說：「因為我沒什麼真正信仰，對佛經也不了解，也不相信唸經會有什功能，要我唸經真的非常困難，所以持經的功課沒做（當時不知道唸經用意，以後才知道）。」師父聽完之後，也很無奈的說：「既然來了就先治療身體，然後依身體狀況再邊治療邊教吧！」

開始治療（砍），連續治療（砍）三天，什麼話也沒說，跟一般治療一樣。但這三天裡，對我和我太太是一種考驗，只要心念一轉「不要」刀療法就不會被傳承下來。因師父什麼都沒教授，心想：「如果什麼都沒教，一直這麼樣，那不知道要拖到什麼時候才能學會治療（我必須考量台北的事業和經濟問題，因日本生活費用很高）。」回住處後跟太太商討，並檢討自己行為，終於知道了，我沒做到做學生對老師應有的態度，因為我一直把他當朋友對待而忘了輩份，當時念頭一轉，馬上電話跟師父連絡，請求師父：「我們在日本這段時間，道場讓我們打掃清理。」

清晨打理道場一切清潔工作等師父來，如果有病患來負責招呼。師父在治療（砍）病患時就旁邊看，完全以日本式的學生學徒態度侍奉師父。

經過二個月後，有一天師父命令我脫掉衣服，開始砍一邊砍一邊念念有詞，也許是在教我，只是當時砍到痛的什麼都聽不進去，要我太太好好看、認真聽，可是她看得見卻聽不到師父在說些什麼，因為我的慘叫聲叫得比殺豬叫還難聽，還大聲。這次砍的方法力道不一樣，砍完之後同樣泡酒水澡。師父什麼也沒講，只問有什麼不一樣。記得當時我回答：「沒什麼不一樣，只是比以前痛。」回到旅館在泡澡時，自我檢視一番，到底有什麼不一樣？原來師父在告訴用刀方法，刀要砍在什麼部位，需用多重的力量，否則就會有輕微破皮，還有治療起來的效果也不會很好。我倆人領悟到這一點，連忙記錄畫重點用力道輕、重的部位。從此以後，每當師父在治療病患時，我就非常注意看，等治療完我就會把重點記下，回旅館再好好復習。

眼看加簽的簽證又快到期，每天還是做同樣的事情替師父準備事前法事工作，他在治療病患，我倆一樣坐在旁邊看，師父還是什麼也沒教，我心裡面實在有點著急。有一天他把武士刀拿給我，當手一接到刀時，才知道刀子不輕，而且有些重量，刀柄非常精緻，刀刃非常鋒利，正在欣賞武士刀之美。聽見師父說：「用這把刀練習治療（砍）你太太。」當時我嚇了一跳，我太太更大感驚訝！她不願意讓我練習（砍）。因為必須在師父面前只穿著內衣褲，另一方面對我的技術也沒信賴感。因為太太的一連串反應，讓我知道以後將會遇到的問題，同時，也讓我知道將來要如何才能成為一個技術優秀的刀療師，和對病患應有的態度。

請師父多給我們一天的時間，等我太太心裡調適後再練習。

準備就緒，我第一次持刀，心裡實在害怕，說真的一方面怕沒面子硬砍，刀刀砍在太太身上，已經忘記治療的程序。另方面怕受傷，全身僵硬連動也不敢動，只有大聲叫痛。經持刀練習治療（砍）後，才知道為什麼要持經練氣功、不為色迷、要臨危不亂保持冷靜。

第二天同樣再練習治療（砍），但感覺不同，因得到太太信賴，我信心大增，治療（砍）得更順手，更了解竅門，懂得如何治療（砍）。

練了一段時間後，換太太治療（砍）我，這時候才知道會治療（砍）的與不會治療（砍）的差別，效果有什麼不同。每天不斷的練習，可是師父還是一樣什麼也沒教，只是坐一旁看著，不是笑就是點頭（當時不知道師父不能用口傳授的原因）。每有問題問他，總是回答：「用心、用身親自體會。」

記得當時我們在互相練習治療（砍）的這段時間裡，身體是慘不忍睹，痛得不能碰。我們夫妻倆人好像兩隻刺蝟一樣，身體誰都不能碰到誰，只要碰到身體就痛得哇哇大叫，連坐電車回家時都必須選時段，否則在電車內一定會聽到慘叫聲，因為日本電車只要是上下班都非常擁擠。所以，每天到很晚才回到小窩，早上要很早趕電車到道場去打掃，尤其在冬天，那時候更是痛苦難當。

半年後，有一天師父早上來到道場，手上拿著一把非常精緻的老刀，要我倆到佛堂禮佛，禱告、完成一系列的法事儀軌，並跪在佛前雙手抬高，然後，他很慎重將刀放在我倆手中。說：「恭喜你！你倆是我唯一傳刀療法的人，現將傳承刀傳給你們，接傳承刀表示你們已學習完成，象徵已接傳承，將來要以刀濟世、造益社會

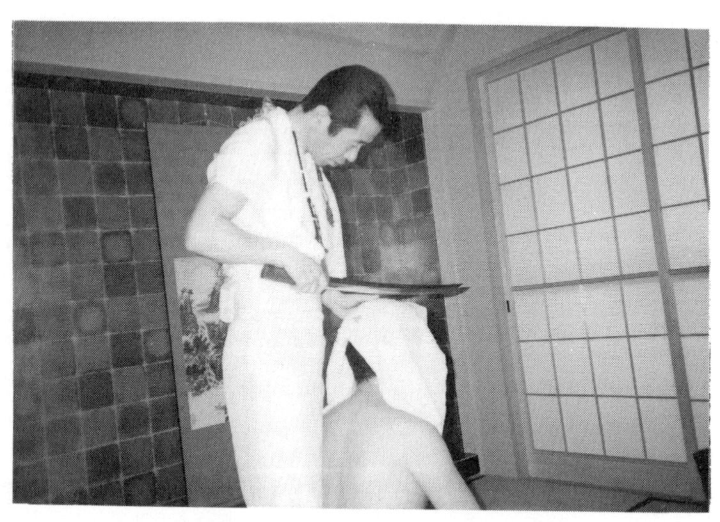

圖1　師父在治療我的照片①

行事。」在簡單莊嚴儀式完畢，就這樣接了刀療法的傳承。（圖1、圖2、圖3）

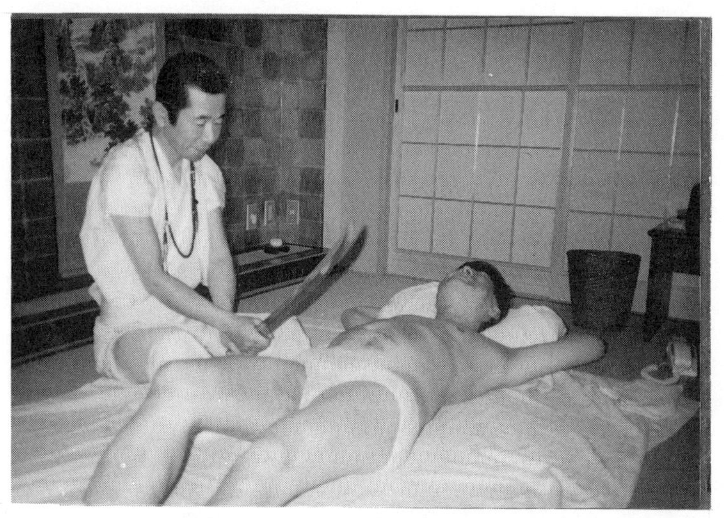

圖2　師父在治療我的照片②

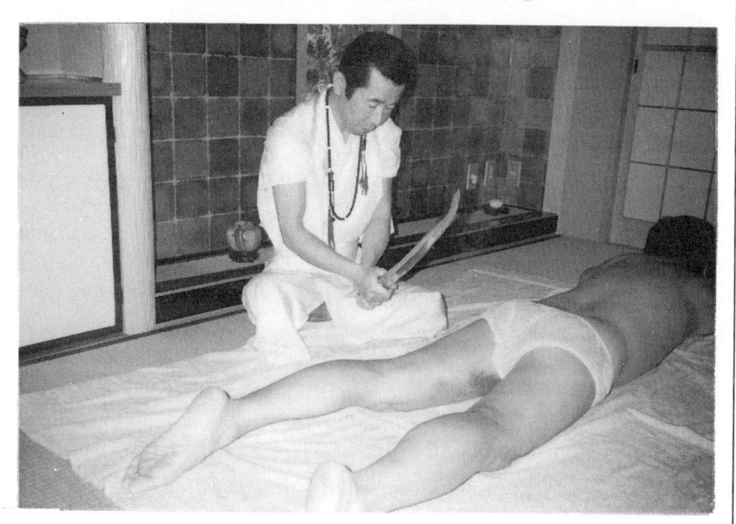

圖3　師父在治療我的照片③

得來不易的刀療法

但我滿腦子的疑惑，師父他沒教我，什麼病要治療（砍）那個部位，也沒告訴為什麼要禮佛作法事，我還有許多問題不解，怎麼這樣就畢業了？

謝師宴時，我邀請許多日本朋友一起來慶祝，大家都喝得非常高興，也差不多有些醉意。就依日本的方式，在謝師宴裡如果學生或學徒，對老師有任何質疑或不滿都可提出來問，這時候也大都可得到很滿意的答案。我就跟師父說：「好像沒學到什麼，怎麼這樣就可畢業？」

他才告訴我，刀療法是日本密宗佛教醫療方法之一。在日本只內傳不外傳，就算要學刀療之人，必定是修密的和尚才可以學。因為我不是和尚也沒修密，加上我沒有信仰，他也不知如何教我心法，就算傳授心法，我也一樣聽不懂，他為不違戒律，只用心傳沒有用口傳，一切都是要靠我自己去領悟，如何使用刀療法。

等回到台北以後，真正有在從事刀療的工作時，將會遇到各式各樣的問題需再用心去體會，自然就會去求解答，或許還會來日本，再精進共修研討問題。

聽完師父一番話後才了解，原來要學刀療並不是那麼容易。是因師父用心良苦，才得到刀療法。如今能得刀療法傳承想必是因緣吧！

【我推薦各位看一本書『射藝中之禪』。就會了解要跟日本師父學藝必備的精神】。

珍貴的刀療法傳承

得到刀療法的傳承，可是卻失去一家電子公司。當時為了去日本學刀療法，就將公司交給最信任夥伴，沒想到才離開公司一年，回來時公司內部作業全變，老闆竟然變成他。而且原來盈餘的公司變成虧，我只好當機立斷將公司結束，後來才知道公司是被最信任的夥伴設計走的。

因為接刀療法的傳承，而清楚的認識一個人，也了解人性的貪婪與人生的無常，世間萬物沒一樣東西是的永恆。只有不斷傳承才能被留傳下來。

刀療法傳承來自中華民族

刀療是中國幾千年前的古老治病方法之一。於唐朝時期，當時日本派許多和尚到中國留學，因而傳到日本，現在又傳到台灣發揚光大。

據師父說：「日本的和尚是世襲制，會刀療法的和尚也只內傳不外傳，如果會刀療的和尚沒有子嗣（日本和尚有的可結婚姻）或他的兒子不當和尚，刀療就沒傳承。慢慢地一個個減少，最後全日本知道刀療或會刀療的和尚幾乎等於零。」

師父說：他能得到刀療法的傳承是誠心求來的，有一天他突然覺得胃非常痛，經檢查後是胃穿孔。醫生要他準備馬上開刀，因那時候工作很忙，怕進度受影響，就決定找另類醫療法。於是他想起有位朋友曾說過，在本州東北山內（距離東京開車要一天車程），有一位會以刀治療病的老師父，據說：非常利害，可以說刀到百病除的境界。所以就去找這位日本僅存，會刀療的老師父治療。

經連續四天治療八次，再去找醫生檢查胃穿孔部位，竟然好了，沒想到只花幾天的時間胃穿孔病痊癒，真是不可思議。於是求老師父教他刀療，由於刀療只內傳不外傳人，老師父起初沒答應，後來師父很勤拜訪，誠心求法，希望老師父能將刀療傳給他。可能是誠心感動老師父，也因為老師父沒子嗣可傳，於是破例將刀療法傳給師父加藤先生。

師父一定要將刀療法傳授給我，應該是有某種因緣與任務吧！

刀療與宗教關係

古代的醫療方法，大都是從宗教裡發展傳出，當時社會裡所有宗教（儒、道、釋，基督、回教）修行者、修道者等僧侶，都非常受人尊敬和景仰，然而他們比較能用另外一種精神生活悟道今生前世，了解人的生命是短暫而且脫離不了生、老、病、死，所以他們會用心去研究許多養生修行方法，為今生來世和如何治療身、心、靈疾病的方法。例如，中醫把脈問、聞、望、切、外科手術、接骨、刀療、推拿、靜坐、冥想、花草植物冷熱療、針灸、刮痧……。在這許多醫療方法當中，唯一刀療未廣傳民間，在當時古老環境裡並不是人人有大刀，更不是每個人都可用刀來治療病人，最主要刀療法的治療師要有良好修行，能觀出病灶之處，並能讓病人有信賴感，產生信心才可達到刀到病除。有的需要配合藥物、有時候也會因病情需要，配合作法事治療，所以，刀療只在寺廟或道場內由出家的刀療師治療。

後來傳入西藏佛教裡，並列入密宗佛教治病醫療體系之一，這段故事可從密宗古代唐卡（古代喇嘛用天然礦物、植物顏料畫出來的佛像畫像或修行生活記錄的掛畫）可看一些端倪。從藥材、中醫把脈、內科、外科、產科、心靈、復健、刀療。……醫療方式一一畫在唐卡裡（圖4）。

刀療法早在唐朝時代日本當時派許多留學生（和尚）到中國學習文字、文化、音樂、醫療、研習佛法、道法、佛經、道藏……等。因而刀療法也隨著密宗的佛教向東傳到日本。

中國刀療法為何會失傳

中國曾有幾次消滅宗教時期，當時宗教興盛時 ，神佛在民間受到非常尊敬。無論權力、能力、財力幾乎超過君王，導致君王怕失權而大肆殺僧、滅教，凡是和宗教有關的神、佛像、經書、法器、寺廟殿堂全遭摧

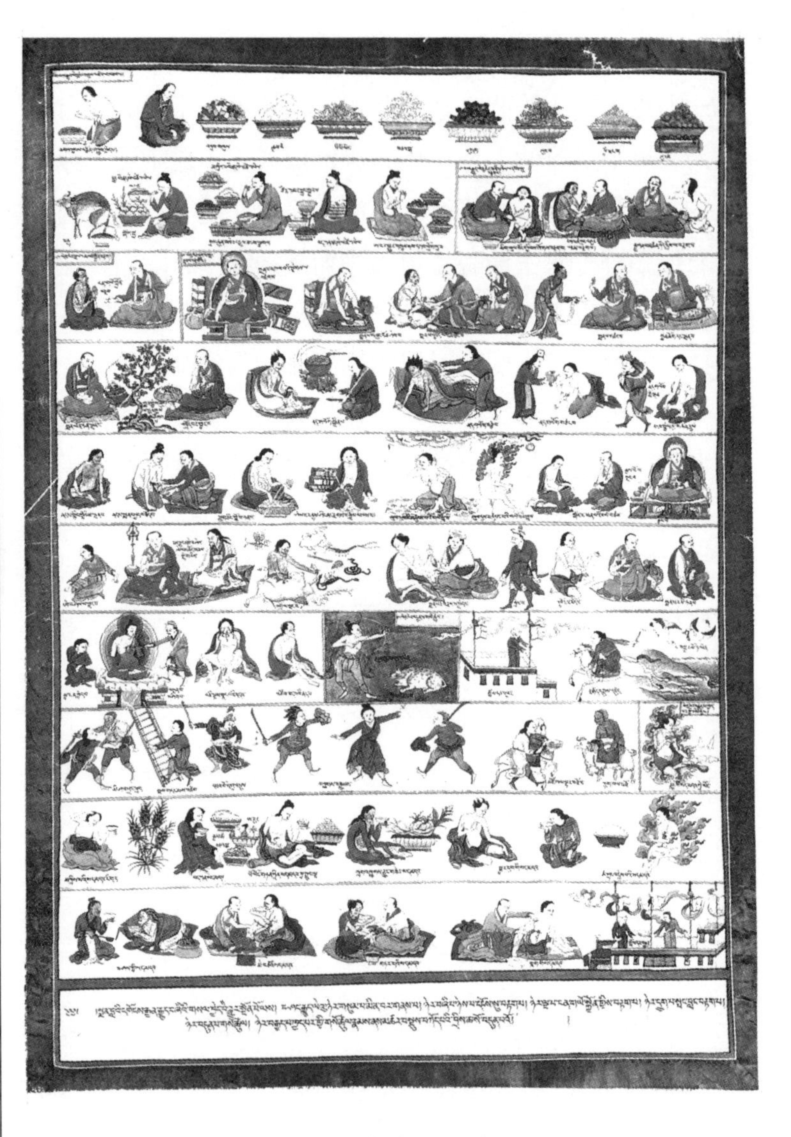

圖4　密宗古代唐卡

毀，並下令強制和尚、僧侶、道士還俗，致使原本在寺院廟堂裡一系列的醫療方法都被拆散，從中醫把脈、內科、外科、婦產科、復健、配藥煎藥製藥、法事靈療、推拿……等醫療方法，隨還俗的僧侶們流傳到民間，就變成現在所見到許多各色各樣、各說各話的民俗醫療方法。實際上，它們是一系列相關互補的醫療手法。

刀療沒有被廣流傳民間以致失傳原因：

一、 要成為一位刀療師（僧）需要有良好修行、不能我執（需無我）、鍛鍊氣功、臨危不亂、持經咒、不為色所迷、嚴守戒律、能知病灶處，要俱備這些條件。所以沒能廣傳。

二、 人為不彰。沒道場、沒信仰心、無依住、沒嚴守戒律，自我膨脹而起我執心、忘了刀療能量來自何處，因而功能大減刀療不靈，所以失傳。

三、 請教外界專家的說法比較玄。A.、刀療師去承擔患者的業障。B、吸太多不好的病氣（能量）。導致刀療師壽命短，所以慢慢就失傳。

以上 一、二兩種原因是我近二十年來親身經歷體驗後，和觀察一些我曾經教過幾位朋友所犯的毛病，而才敢大膽推理失傳的原因。至於第三種說法，依個人體驗，我是比較不相信這樣的說法，照佛家的說法是個人業障個人擔，誰也沒辦法承擔他人的業障。吸病氣這我不懂，但我知道跟持經練功、是否有正氣心、誠心、還有和生體電有關，這等以後有機會上課時再詳加說明。

還好刀療法有傳到日本被留傳下來，否則真會像恐龍一樣永遠消失於世間。

開始施刀

我施刀第一件難題就是刀，因為武士刀在台灣是槍械管制，不能帶進口，又沒人在賣，也找不到門路買。在沒有武士刀的情況，勢必要找代用刀，結果去買一把重量和武士刀相近的牛刀，長度大約一尺八，只有武士刀的三分之二長。

開始練習，每天先從太太、兒女練習治療（砍），然後再找兄弟、親戚練習治療（砍），說真的，剛開始每個人一看到那把刀都嚇得半死，誰也不願意讓我練習治療（砍），經解釋後，他們對刀療法有一點兒認識，才願意接受我練習治療。經過一年後，找不到人可以練習，因為被練習治療（砍）過的親戚，有病大都已經痊癒。因此，我對刀療有十萬分的信心後，才告訴朋友說：「我去日本學刀療法可以幫人治病。」

利用晚上空閒時間在家裡做義工幫人刀療。

發現問題同時差點失去妻、子

我還是抱著不斷反覆練習的精神，每天晚上來的病人非常多，希望從練習中能挖掘更多的問題。經過一年多，發現刀療法治病非常有效，可是問題越來越多，都一一記下來，其中有兩大問題：

一、每次為人治療後一定都累得幾乎快虛脫，而且發現身體越來越差。

二、每當病患一來，不用和病人談話，我太太馬上知道對方病症。她的身體會反應和病患相同的病，例如，病人左腳痛她就左腳痛，病患肚子不舒服，內人的肚子也會不舒服。

因我太太她自從有感應患者苦痛以後，只要知道有人要來求治，一定會躲開，甚至於不願意看見病人，她也不願再施刀幫忙治療病人。以當時的我，是不會相信那些沒經科學實際證實的事情，所以，一直認為是太太在找借口，不願意我在家裡幫人治療而已，直到後來她身體真的非常不舒服，而且她又看我不相信她的感覺，氣得把日本帶回來的有關刀療法的資料、相片幾乎全部毀掉，而且還揚言要帶走孩子和我離婚。在這時候我也發現體力比以前差的感覺。所以，也就暫時停止施刀為人治病，去尋求解答。

再精進、找尋解答

去日本跟師父一起做精進共修和報告心得，並請教師父一些我在治療病人時所發現的問題和質疑。簡單歸納以如下：

一、一定要設佛堂或道場在神、佛像前才能治療病患嗎？才會有療效？為什麼我沒有設道場在治療病人一樣有療效？

二、一定要身穿袈裟，手持佛珠上香膜拜，唸經後，才能使用刀療法幫人治療？

三、一定要用武士刀嗎？因為我用牛刀和生魚片刀代替武士刀，治療也一樣有效。

四、只能治宗教信仰相同的人嗎？因為我治療過各種宗教信仰的人，他們一樣有很好得療效。

五、刀療師在施刀療法之後是否會有後遺症？因為我身體有越來越虛的感覺。

六、刀療師是否會承擔病患的業障？因為我不懂，也曾經請教靈療師他們告訴我會承擔病患業障病。

七、刀療師是否會感應與病患相同的病痛和不舒服或承擔病人的病？因為內人有這種現象。

八、刀療師是否會短命？或者命運運氣會變不好？

師父回答是：

一、因為我是和尚所以會設道場，在道場的神佛前治療病人會讓病人有安全感，治療身體也治療心理，在療效方面會比較快。相信刀療法也有一定的療效，沒有設道場治療病，當然一樣有效。但人在非常脆弱的危難無助時，必求心中所信仰的神佛幫助。因為會尋找另類療法的病人，大部份都不相信現代醫療或對人有不信任感時，才會尋求神佛幫助或用其他醫療方式治療。

二、我是和尚一定要依教儀禮佛，依照師父教誨行持。當和尚身穿袈裟之時，就代表是依佛作為在行持，當在治療時，病人也一定會相信是神佛在醫治他的病，所以會依照吩咐行持，對治療會有信心。雖然你不是和尚又不懂禮佛等一切儀軌，但你有正式接刀療法傳承，當然可使用刀療法幫人治療。但是有一點非常重要，病人是相信你的刀療技術和為人，所以行事、作為一定要正大光明，不得有一點點偏差，刀療技術要不斷的求上進，病人需要人不斷的開導、鼓勵加油，這樣才能達到病人對刀療師的信賴。

三、 我知道的範圍是長武士刀，而且不能使用切腹用的短刀，在日本用武士刀當治療工具有一定意義，據了解，當武士刀一長一短配在一起時，代表對主子盡忠盡義，因為長武士刀是代表正義除惡，短武士刀是懷刀、切腹刀，也稱無能之刀，用於自衛、謝罪、切腹用的，所以不會用短武士刀來治療病患。至於你使用其它種刀治療一樣有療效，我想這刀療法是來自密宗，而密宗來自中國藏傳佛教，應該不一定只用武士刀，想必其他的大形鋼刀都可以用吧！

四、 任何宗教信仰的人都可以治療，只是病患的信心會有不同。因為你沒有任何宗教色彩，所以病人是憑感覺和認知的程度而會產生不同的信心和療效。

五、 我的認知範圍內不會有後遺症，至於你的身體為何感覺越來越虛，一定是你沒好好持經練氣功，還有治療病人沒有調息身體。一般我是運用洗澡時身體泡在水裡做放鬆調息的動作。

六、 刀療師是在做救人助人的工作，他不是佛，他沒有資格去承擔病患業障病。何況連佛都說個人造業個人背，誰也不可能去承擔他人的業障。

七、 因為我從未有此現象，所以我不知道。刀療師是不可能承擔病人的病，至於太太反應，可能是具有另一種特異功能，等回去以後再去找答案。

八、 刀療師的壽命長、短、運氣、命運好壞，應該是個人的福報問題，而不是因為施刀療法為人治療，運氣、命運才會變壞。這一方面我所知道的也是非常有限，也許你可以找出更合理答案，包括有關刀療法的一切一切問題。

聽完師父的一番解說，心裡也感覺比較踏實。

結束與師父精進共修回到台北後，我還是覺得好像還有什麼問題似，所以沒有再為人刀療。只要一有空閒就會尋找有關宗教、中醫療法、民俗療法、靈療……等資料，但總是沒有找到一點點有關刀療法的資料。

最後決定自己先參加宗教活動，去認識、體驗有關修行、起靈、靈動、靈療。去學習針灸認識穴位，參加靜坐認識靜態養身，練氣功動態養身、學習各種養身法、民俗療法，但是在各式各樣療法裡，療效沒有一項能跟刀療法療效相比。

那麼，為什麼會失傳，中間到底是出了什麼問題？

再次施刀再度辭刀

朋友屢次要求，我再次持刀。經過這一陣子精進學習，認識不同領域，對宗教信仰有了認知後，在使用刀療法治療病人時，的確有不同，對無明沒有恐懼感。更敢放心去做。病人越來越多，每晚都忙到深夜，雖然有依師父吩咐持經練功調息，身體還是感覺有些虛脫，心想可能是體力過度透支，後來改用預約方式每晚只治療十位。

可是我身體好像還是有點變差，內人對病患身體感應依舊，想其中必有緣故，於是藉著生意忙須要經常出國的藉口，而不再使用刀療法幫人治療而去找尋答案。

尋找到部分答案

有一次去香港參觀世界電子展，另一會場在書畫展，因我太太很喜歡書畫就陪她去看，所展出的書畫全是出家人作品，其中有一個玻璃櫃裡，展放一本有梵文和漢文兩種文字的手抄書寫經，是用黃金書寫的字體非凡。太太想買回家慢慢欣賞，就去找在場服務的和尚師父洽談，可是它是非賣品，和尚師父見我太太很喜歡那本經書，就告訴我太太：「明天早上再去會場，他要請另位師父打開櫃子，好讓我太太能慢慢欣賞，如果對書寫內容想要了解，他樂意為我們解釋。」

一早就到會場，和尚師父已經在那裡。它是一本非常珍貴、歷史悠久，書寫古文的經書（制度、規則、戒律的書），所以由和尚師父他小心一頁的翻，一頁的解釋，所書寫的是有關在佛教寺院內修行上師、和尚、比丘的職權、行事、共修、戒律等制度。其中正好有一段書寫著有關用刀醫療師的戒律，所以請師父特別解釋醫療刀療師這一段。

和尚師父的解釋：在以前寺院裡的制度職權就像一個國家一樣，有總統、五院、外交、國防、醫療、教育、建設、農業……等，寺院裡只是職稱不同職責雷同。每位上師和尚比丘都必須各司其職。共修的就是基礎教育，像從小學到中學每個人都一樣，不共修的就是依據個人的福報意願，修不同的功課，例如要當一醫師就必須讀高中、大學（醫學系）。不是要當醫師的，只要當工人，就不用去讀醫學課（不共修部份）。只要讀完中學（共修部份）。戒律是一種規範是法律，國家定法律人人必遵守行事，就是共同的規範戒律，再依不同職業工作守不同規範戒律，譬如，修大乘佛教的和尚、天主教神父他們有一個共同戒律，不能結婚，但一般人他就不用守此戒律。

以前寺院裡比丘、和尚要司各項職務的修行，就是修法力和修醫療的和尚戒律最多也最嚴，因法師、醫療師與俗家人接觸最多，在修行方面處處備受考驗。要成為醫療師：一、要修共修，二、修不共修的，三、修醫療共修的，四、依不同療項，修不同知識、技術（內科、外科、配藥制藥、接骨、刀療、靈療、等）。五、必嚴守醫療師的戒律。

這麼多的醫療方式，刀療法的療效最迅速，但要成為刀療師必修的項目是最多，至少多修兩項：一、很難修的「透視」能看到病灶處（不是人人能修得）。二、修持定功（不為異性胴體色迷），持經練習氣功護體（在西藏密宗佛教的喇嘛要成為醫療師最少要十五年，而且每年只能一個人接傳承正式成為醫療師）。導致有意願或有能力學刀療法的比丘非常少，之所以會刀療法的師父非常少。

凡是醫療師如未能依法行持、嚴守戒律、將受天懲。尤其刀療師必須更加嚴謹依法行持（照規定），修持不得有一點點鬆懈（指修持定功持經練氣功），因為使用刀療法治療的病人需寬衣解帶，如觸覺感官未能把持得住，壽命將難過半百或猝死。

我也請教在場的兩位師父，問他們是否知道有關刀療法之事，他們都不知道，因為現在的寺院裡幾乎已經沒有刀療師了。

聽完和尚師父的解說，使我對刀療法更加的珍惜。更想了解失傳原因，而現已知道。

一、會刀療法的師父少。 二、猝死 。三、沒持經練氣功。 四、難守戒律放棄。

但直覺告訴我一定還有其他的原因問題存在，所以決心找出原因以便杜絕失傳。

新發現

到處去拜訪各式各樣另類療法的專家，包括順勢療法、心靈療法，就是沒有人知道什麼是刀療法。直到有一天在廚房裡手被流理台電到，經檢查才知道是微波爐漏電，這時候才想到刀療法，『它』是否會跟電有關係？因為我本身是學電子，對電有相當的了解。但要用電學來解釋電對刀療師和病人有何影響，勢必要經實驗用儀器測試後才會知道。

我曾請教過多位對物理方面有研究的教授、學者，終於有了刀療法治療病的原理，實際上，刀療法是一種非常科學的生體電（生物電）理療法。

刀療與電的關係

現在由電氣生裡學知識來看，可從人體看出各種電氣現象。例如，心臟心電圖、腦部的腦波、肌肉的肌電圖、神經的神經脈動……等，可檢查出全身體各部位的生體電氣『生物電』，根據波長起伏及消長，可知道內臟異動。由此可見人的身體有電，而且要保持體內、外的正、負電的相斥力（電力）的平衡。

我們所生活的自然界裡，是充滿電子、離子、及電磁波的電磁能源世界。然而電場、磁場是用肉眼看不見的空間現象，所以非常難以理解。舉例：若將石頭丟入水池中，水面會有波紋，如同波紋在水面擴散般（圖

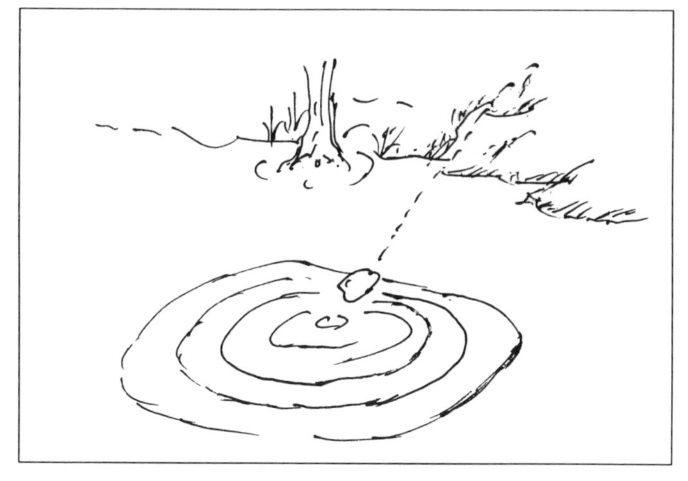

圖 5　石頭投入水中，水面的波紋會擴散

5），電波也擴散於空間。那電氣引斥作用的空間，稱為電界。電界是擴散於空間，而眼睛又看不見的電氣能源。

物體可分二種，一種是受電體作用會發生誘電分極的物體，稱為絕緣體。另一種是不會發生誘電分極的物體，稱為導體，如金屬類。

金屬的可通電導體，是物體內的自由電子，因為有可自由移動的電子，藉導體將正、負相連，自由電子則引至正極，漸成電流。

絕緣體內並無自由電子，所以電流不會流動。取而代之，則是發生誘電分極，而成帶電（圖6）。

當刀療師在治療病患時，需要使用氣功，『氣』是一種電磁波，而刀療師身體就是一座電場（能量場），

圖 6　絕緣體與導體

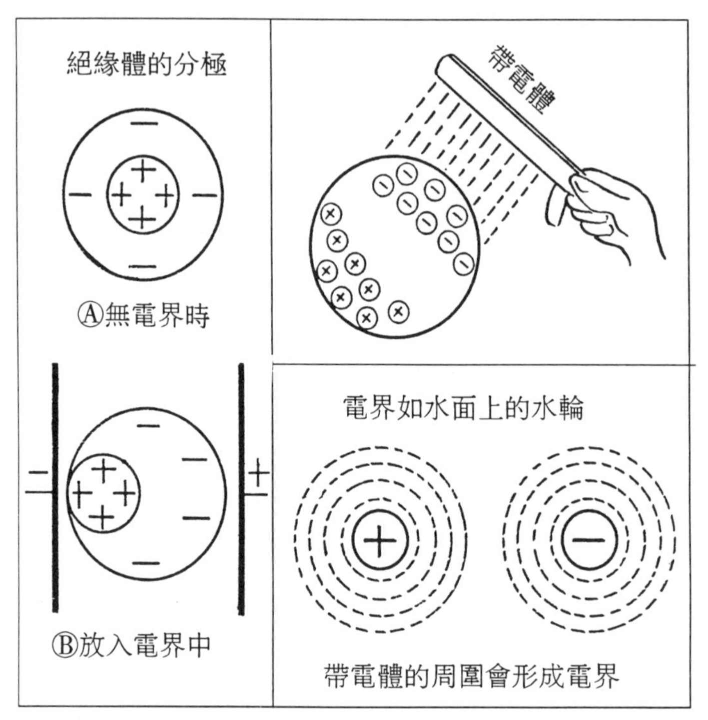

刀子是一種可以導電的物體，所以，刀療師運用氣功持刀治療（砍）時，當刀子接觸到病患身體肌膚之前很近的距離時，刀療師的電子（能量）借由刀子輸入病患體內，借由刀療師不斷的砍，電子（能量）不斷的輸入病患體內，產生似水紋般波動振盪，由上到下、由點到面，加速血液循環增加氧氣，使病患身體內的免疫系統增強，以達到治病的效果。

但相對病人的電，也會透過刀子傳到刀療師，導致對病體的療效會比較慢，治療時間也會拖的很長，使刀療師體力透支，產生疲累現象，之所以刀療師身體會變虛，即在此。

原理已知，用儀器測驗後，確知在施刀後身體為什麼會變虛的原因。需要如何保護刀療師自己的身體？如何縮短治療的時間又能達到更好的療效？

所以，就研究出利用絕緣物體將刀柄包裹住，讓刀子電流不會流動，使刀變成絕緣帶電刀。這樣一來，可使施刀者刀療師身體不會變虛，可以得到保護，病患也可縮短治療的時間以及得到更好的療效。

刀療師爲什麼會猝死

至於刀療師為什麼會猝死，這和修持有關。是我近二十年所領悟出來，然後再請教醫學教授、修行上師、修士，經醫學理論證實，才敢說出猝死與修持有關。

以前的社會生活非常保守，一般男女授受不親，在寺廟裡修行僧更難見到異性，何況是異性的胴體。如果一個施刀者他沒有修持定功或修得不好，定力不夠，很容易會隨景而轉，不能產生對峙的人，才會比較容易猝死。譬如：當刀療師在治療一個年輕的異性者，而這位病患又必須寬衣解帶，如果施刀者修行的定力不夠，只要見到異性胴體，生理馬上會起變化。用現代醫學解釋，最主要原因是感官刺激中樞神經，引起太過興奮使體溫脈搏、呼吸、心輸出量與肺通氣量增加，血流速度加快，皮膚血管擴張，心率加速，血壓短時間內升高，造成中風、腦溢血或心臟痲痺而猝死。

如何預防猝死

一、去了解、體會，般若波羅密多心經（不拘宗教信仰）或本兜心經含義，自然就會了解一切，對無明、無常、無有恐懼，依法行持。〈心經〉、〈本兜心經〉。

二、持正氣之心（無我），不得邪念心（淫念、貪念、痴念）。

三、持唸經咒〈六字真言〉（不拘宗教信仰）以銜接宇宙之能量，練氣功增強體力。

摩訶般若波羅密多心經

觀自在菩薩。行深般若波羅密多時。照見五蘊皆空。度一切苦厄。舍利子。色不異空空不異色。色即是空。空即是色。受想行識。亦復如是。舍利子。是諸法空相。不生不滅不垢不淨不增不減。是故空中無色無受想行識。無眼耳鼻舌身意。無色聲香味觸法。無眼界乃至無意識界。無無明亦無無明盡。乃至無老死亦無老死盡。無苦集滅道。無智亦無得。以無所得故。菩提薩埵。依般若波羅密多故。心無罣礙。無罣礙故。無有恐怖。遠離顛倒夢想。究竟涅槃。三世諸佛依般若波羅密多故。得阿耨多羅三藐三菩提。故知般若波羅密多是大神咒。是大明咒。是無上咒。是無等等咒。能除一切

苦。眞實不虛。故說般若波羅密多咒。即說咒日　揭諦揭諦 波羅揭諦 波羅僧揭諦　菩提薩婆訶

本兜心經

諸法自性清淨故　　有相皆幻如是觀
具足殊勝菩提故　　慈悲之心如是觀
自性無願光明故　　於一切相莫執著

六字眞言【六字大明咒】

嗡 en　嘛 ma　呢 ni　叭 bei　彌 mi　吽 hong

與師父最後的精進共修

雖然經過理論、推敲、請教學者教授和一連串實驗，用現代療法解釋刀療法，我自己非常肯定刀療法的療效，但我還是要去日本請示師父，希望能得到師父再度的肯定，也能同我分享所找到的答案。

在東京與師父快樂的共修，切磋、精進也得到他的認同與肯定。同時我勸師父，希望能他在武士刀的刀柄作些絕緣物體的處理，可是他卻不願意。因為他相信神佛，病人也是因相信神佛才找他治療。而且武士刀在日本是代表正義、勇氣、神威，刀柄的徽章代表系統、官階，是不容許做任何的處理和改變，因為在日本對武士刀的外觀看得非常重要，刀柄沒有徽章就是代表沒主子的浪人。如果現在突然改變刀的外表，豈不是他對自己

的信仰有懷疑，想必病患對他也會懷疑，所以，他的刀沒有做任何絕緣物體的處理。

他很慎重的強調，刀療師也是人，一樣有七情六慾，生、老、病、死，並不是因為是刀療師就不會老、病、死，只是要比一般人更懂得靠修持斷情慾念，靠練功養護身體。如果萬一有一天不是壽終正寢，一定是自己修持不好，因起邪念才會猝不及防的死亡。

在寧靜夜空裡我不斷的思考，人真是一種非常奇特動物，心理能影響生理，生理也會影響心理。現有科學證實，有時候不一定能影響心裡的宗教信仰，人只要對『祂』的信入就能產生無比信心，甚至於人也會出現連科學無法解釋的現象。結束了日本的深度精進共修。

意外獲得的功能

回到臺北繼續找尋，手抄寫經書上所書寫，有關修能透視病灶的特異功能之事。說真的，我也很想了解我太太的身體為什麼會感應，和反應與病人相同的症狀痛點，並且知道病人所患之病。希望能找到答案可解除心裡的疑惑。如果沒能修成能透視病灶，是否能找到其他代替方法。

經過十年後意外得到功能。因工作關係須去大陸貴州洽商，同時也帶著太太去玩，順便去拜訪朋友，沒想到卻發生護照和金錢被竊意外，因而停留在大陸較長時間。在因緣聚會下認識了李老師，他是一位菩薩心腸的活菩薩，他是我所見過最慈悲之士，是一位埋我度眾生「無我」有如觀世音菩薩再生之人，他的字號「如本」是位在家修行者，他也是我學習行事做為的師長，我稱他為李老師。

李國普老師開發了我的潛能，使我又有了另一方面所需的透視病灶的特別功能和聲波光音療法。在短時間內又治好我太太患了多年的周肩炎，同時，讓我了解我太太為什麼會感應他人的病痛原，也解除在心裡面十多年來的疑惑。從此使我相信世間還其他空間，也改變了我凡事的事實一定需經科學證實才會相信習性。也就是說，我不像以前那麼『鐵齒』不信邪。

與我分享貴州李老師事蹟

李國普老師，貴州日報前副總編輯，來自號稱「天無三日晴、地無三里平、人無三兩銀」貧脊的貴州，據李老師描述，他是一位標準唯物論者的中國共產黨員，對於神、佛根本毫無認識也無法接受。在物資貧乏、人心敗壞的社會裏，觀音老師(大陸不准稱觀世音菩薩)又再一次重新下凡，利用「六字真言」的力量來改善人性。

有一年嚴寒濕冷即將過年的冬天，他陪同一位中國非常有名的治病氣功大師去遊覽貴州名勝古蹟，走到半路時看見許多人圍觀在看熱鬧，因好奇心使然也前往探個究竟，只見到一位老乞丐躺臥在爛泥裡，一個小孩很用力要扶老乞丐起來，可是任憑小孩喊叫、如何使勁的拉那位老人家，總是動也不動，而且圍觀的人沒有一個人願意出來幫忙（因為大陸的人比較冷漠），於是李老師向前幫他扶離開到比較乾淨的地方，仔細查看一下這位老人家發燒，病的很嚴重，李老師就要求陪同他一齊來的那一位治病氣功大師治療老人家，可是氣功大師不願意出手治療老人家，因為老人家沒錢。無論李老師如何哀求，氣功大師總是不願意出手治療，就獨自離開去觀光了。而且年關將近又是假期，就是找不到一位醫生願意搭救，最後李老師就自己治療老人家。

當時的李老師他什麼也不懂，不會氣功、不會治病，只有一股熱心、愛心應用記憶中曾見過氣功治病的發功和治療方式去治療。從早上 8 點多治療到下午 5 點，終於用氣功把老人家救醒過來，燒也退。

因李老師的熱心、愛心也感動了圍觀人，當場募捐了一套衣服給老人家換穿上，還把身上僅有的三百五十元（當時一個月薪資約 100 元）給老人家，並且告訴他：「這些錢帶回家鄉過年，用剩餘的去買種子，以後就不要再出來流浪。」

李老師告訴我許多許多的經歷和考驗，其中這一段是我認為最值得這冷漠社會的人學習，希望大家能和我分享。

李老師經過了觀世音菩薩化身成各階層人來考驗他，他歷經了一次次的試驗，李老師的人品、道德操守及利益他人無我的情操，終於通過了試煉，而傳給他「六字真言」功，而李老師也接受了「祂」的存在。

【有機會歡迎和我一同去探望李老師，只要用心觀察，相信都可學到終身受用的氣功、為人處事功夫和施捨的快樂感。】

師父的最後叮嚀

當我獲得另一方面的功能時，還來不及向師父報告，和我分享我的喜悅，很遺憾獲知師父過世的消息。這次的日本行和往昔不同，沒有師父的共修，只有和往日師父共同的友人一起回憶過去的種種，也才知道師父為什麼一定要將刀療法傳給我，師父他是曾多次聽八田先生說：我為人如何、如何，才引起他的好奇，一定要認識我，經見面認識後，就決定將刀療法傳給我。真的任務因緣是天注定。

同時，也知道師父為什麼過世，據八田先生說：因日本景氣變差的關係，師父的建設事業受到很大的影響，為了事業想從刀療的病人得到更多的人際關係，以便挽救他的事業，把原本一天只治療兩個病人，增加到不定數，結果每天治療許多人，長期施刀時間過久，導致最後因腦力、體力過度透支而離開人間。

八田先生也交給我一封信，是師父臨終再度肯定我的所有驗證，刀會導電必須做絕緣處理的理論是正確，還有最後傳授『法』，雖只有短短幾個字，但卻是對我日後自修時有很大的影響。

信叮嚀的內容，他肯定我的理論與保護施刀者自己身體的方法，還有他因念頭不對而造出不好的磁場，他是一面鏡，如有要施刀療法為人治療，一定要正氣、誠心。

病人一定要信入、信任、信心，雙方契合創造良好磁場治癒率加倍。

施刀療法為人治療如有邪氣、歪念，患者無三「信」會造劣磁場，要治癒就很難。另外，有些病患需用天（神療）、地（藥物）、人（醫師）加以配合請謹記。

由於師父的叮嚀與最後的傳『法』，使我更加了解以後應該如何施刀療法。

我錯了！

拗不過朋友的要求，又開始用晚上的時間再度幫人治療。由於我有了另一種特異功能，才發現到治療的療效比以前好、治療（砍）的時間也縮短許多。（以前治療要全身砍，一個病患最少大約一個小時，現在不用。）心想：有這樣好的療法，應該要像腳底按摩一樣的廣傳才對。我的想法對，可是傳法錯了。

當時因為太熱心刀療法，有幾位認識的人要我教他們，但我卻忘了人心善變、根性惡劣，以為他們的心地與想法和我一樣，所以沒經篩選，就用很簡易快速的方法教他們，來得太容易就不懂珍惜飲水思源，結果還未學成，為了利益就自己營業開班教授起來，導致刀療法差一點被毀滅。

錯、錯、錯才能體會師父的叮嚀

第一個錯，不應該因同情一位做生意失敗的友人，當時只希望對方能有糊口之技，教他如何用刀療法，沒想到他邊都還未摸著，竟然就開業為人刀療，而且還把教授他的師長忘掉，還說刀療法是自創的，治療費用收得很高，療效又不怎好，導致有人對刀療法的誤會。

因而才讓我知道當一個刀療師要學有專精，而心裡面一定不能有任何的計算，一有計算貪念即現，就想要如何才能多得一點，妄想即現邪氣即入，磁場就變劣，療效自然不好。

第二個錯，不應該自認為刀療法經改良後有保護施刀者，對施刀者不會有危險，不需要任何條件與篩選就可以像一般的民俗療法一樣傳授。

結果錯了，『它』不像一般民俗療法只要技法、不必用心。從友人在施刀療法中觀察到，他沒有用心去治療（砍），只是用應付的方式對待病患，因而也沒辦法得到病患對刀療法產生信任，所以療效也不好。

第三個錯，沒將辛苦學習刀療法的經過，如何得到傳承和實驗改良的過程講出來，認為只要好好教施用刀療方法，好讓學員很快的就能施刀。

這也就這樣導致學員對刀療法不懂得珍惜，對教授者也不尊重，隨時背叛師長，未到學成就起了傲慢之心而輕視刀療法，又不願意深入研究探討，當然療效是零。

施刀療法時，一定要雙方建立信念，製造良好磁場才能發揮刀療法的威力。也知道刀療法不是人人可學，畢竟它還是需要有些條件與規範才可以學習，要不然很難發揮刀療法的功效。

再次錯！心都碎了

因前車之鑑，我小心篩選幾位學員，我付出心血，致力無怨的將刀療法教授給學員們，無謂的就是希望學員和我一樣，能為這地球付出，留給下一代一個新天地，可是，人心貪的惡習性永遠是那麼難改，不是貪名就是貪利。

再次犯錯心都碎了，認為開口閉口「捨」「慈悲」，聲聲說：尊師重道的人，應該是個會珍惜學術，會不斷的學習精進，將來一定是一位能利益他人的人。可是錯了！他刀療法還未學精，竟然自認自己是唯一的刀療法大師，現也開始以教授師教刀療法，真的心很痛很難過，痛的是他還不是很會施刀，還不夠資格教授，痛的是辛苦來之不易的刀療法又會因此而變質，然而他只是為「大師」兩個字可獲得利益，竟是把他平常所表現的、所講的滿口仁義道德「捨、慈悲、尊師重道」全部忘得一乾二淨，現出一副貪婪的嘴臉，真是痛心，為了利益也忘了初衷的目的，更痛的是人性人心的貪婪和無知。

因所教的朋友也好，學員也好，從他們的行為裡有了深深體會和感觸，也使我完全理解手抄經的內涵和師父最後的叮嚀，從此以後，再也不會一頭熱要教他人刀療法，除非有特別因緣，否則也只教治療自己的簡易刀療法。

『刀療法』馬來西亞行

馬來西亞澎亨州東北部，麻珊沙鎮的熱帶雨林裡，有一座大農場，也是一大磁場，農場內建有一座造型特別，內有水晶球的磁塔，塔高度十四公尺，命名為「大光明磁場」，是最強最大的磁力場中心點，據說磁塔是最接近宇宙磁波（能量）的地球表面點。這磁場對養身、練氣功、修行者會有很好助力的地方。

莊志伸老師是一位具有特異功能，能與神、佛對話取得信息、預知宇宙變化、更能領悟前世、今生、未來的善知士，他是我生活中的好友，也是心靈修行的導師，我尊稱他：莊老師。

有一天他要我離開臺灣，去馬來西亞磁場閉關精進修行。沒想到當我到達馬來西亞磁塔時，竟然有一群人在等我，要我幫他們治病，心想這裡的人我又不認識，他們怎麼會知道我會治病，滿腹疑惑一時也不知道該怎麼辦才好，只好先將他們安置在磁塔內，先教他們唸六字大明咒「嗡 en 嘛 ma 呢 ni 叭 bei 彌 mi 吽 hong」，因為大明咒能接引宇宙能量，也是一種療法稱「聲波療法」。

變、變、變，武士刀變菜刀

我知道現代的人喜歡看有形熱鬧表象的東西。我既不是和尚，不是法師，也沒具有任何宗教的職務或身份，如果只用咒語治療，一定沒辦法得到求治者的信心與共鳴，這樣治療起來可能效果不能達到理想，如果要用刀療法，我又沒有刀，於是就地取材，用菜刀來治療（砍）。

我一開始怕刀的大小重量會影療效，但沒想到療效和武士刀、牛刀一樣，而且治療好了一位因騎摩托車摔傷癱瘓二年的青少年，因此而名聲遠播，每天來求治療近百人，所以，我就以最快的方法教幾個心地不錯，有心要學刀療的學員願幫忙治療，而且以後也願為大光明磁場付出的人。因而邊治療病患邊教刀療法，半夜學員，還要互相實習、練氣功。

我發現體力和治療的功力精進的速度連我自己都不敢相信，在這同時也發現，因一時沒找到絕緣物就直接施刀療法，和有經絕緣物處理後的刀施刀療法，在施刀師的身體是完全的顯現出來，使我更確定絕緣導體的論點，所以，馬來西亞就稱它「絕緣刀」或「絕緣菜刀」神奇刀療法。

在磁場這段時間裡，每天治療的人是以倍數的成長，刀療法治病的消息很快從東馬海岸澎亨州麻珊沙鎮，傳到南馬麻坡、中馬吉隆坡、巴生等地方，也掀起刀療法熱潮，許多病患到磁場來要求治療，還有好奇人士到磁場要探個究竟。在這同時也打開『大光明磁場』的知名度，也精進了我自己，才知道原來莊老師要我到馬來西亞不只是閉關，原來是另有任務（圖 7）。

和我分享認識莊老師與五大磁場

莊志伸老師高雄人，1953 年出生，大學畢業後即從事廣告和報業管理工作。1980 年 8 月，莊母檢查出子宮部位長了一個罕見的大腫瘤，下體流血多達一臉盆，讓當時各大醫院束手無策，一個月後，剛巧他一位初中同學吳榮森來訪，就推介找他哥哥試試看。

這位住在台灣高雄縣六龜山修行，吳姓兄長看了莊母一眼，然後站在屋前，面對天空聲稱接收上天訊息，說出莊母所犯的過錯，要求莊母悔過，並拿了一杯白開水和未成熟的一粒柚子讓她食用，僅一星期莊母血流漸止，到高雄醫學院重作檢查之下，發現腫瘤竟然消逝了，這般奇蹟觸動了莊老師自幼以來看不得他人受苦，一心想幫人的強烈意願，於是開始虔心呼求，希望上天能給予充分的能力與智慧，來作他該作的事情。

經過兩個多月臨睡前的靜坐呼求，終於初嚐到與宇宙另類生命接觸的喜悅。又過了八個月，莊老師他從睡

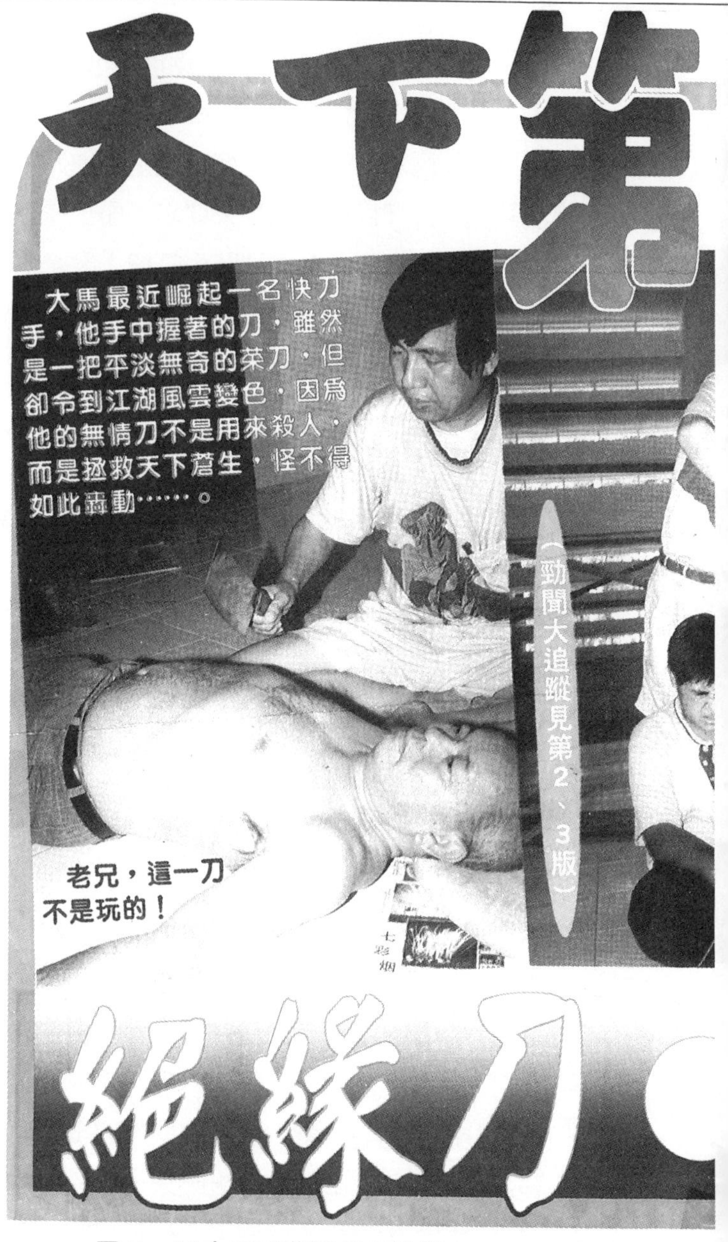

圖7　馬來西亞華語報紙剪報

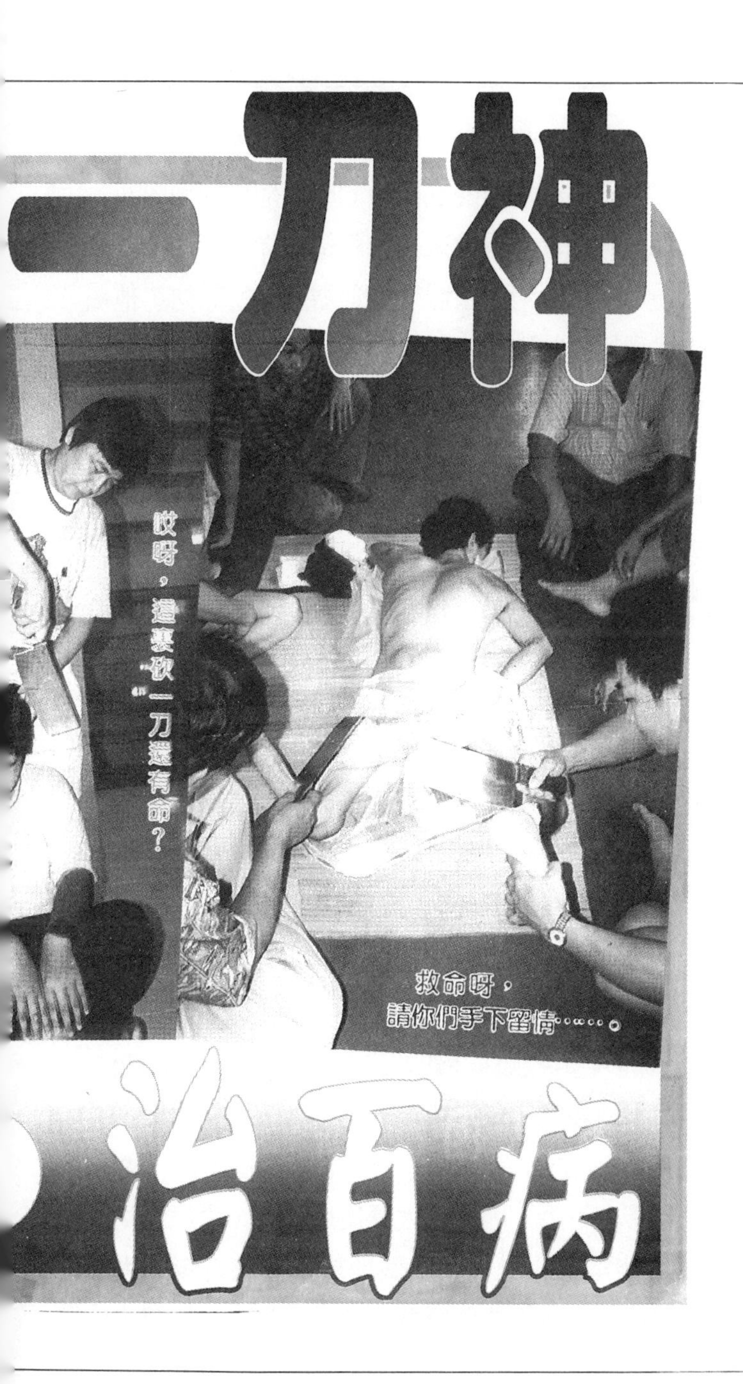
一刀神
哎呀，這裏砍一刀還有命？
救命呀，
請你們手下留情……。
治百病

夢中被一股輕微的力量搖醒，被推送到廚房內，就在伸手打開燈，看到沾滿油垢的瓦斯爐同時，他感覺到內心有一個「洗」的聲音浮現上來，也就這樣從瓦斯爐、洗紗窗、洗馬桶、隨時清潔家居，整理辦公處所開始，他和此宇宙聲音接觸的次數也逐漸加多起來了。然後由單向性的提問題接回訊，進入與宇宙其他時空另類生命體的對話討論，再進入到時空核心，觀摩了宇宙最高領導層行政權力運作的模式，而最重要的是這些生命對於地球和人類世界的關懷和處理方案的決策過程等等。

他體悟到所有宇宙生命真諦，也得知宇宙資訊上網和互相連絡網的操作使用，本來就是人類與生俱來的功能之一，同時他也迫切瞭解到人類正面臨被滅絕的原因和危機，於是毅然捨棄所有商務事業工作，全心投入傳達這些真相，協助志願者開發良知良能，能明白此生的目的，並且合力進行挽救地球危機的第一階工作，「闡揚光明理念」和「建設五大磁場」。

建造五大磁場的主要目的

西元 2000 年是人類危機的開始，地球上有限的空間裡，人口不斷爆增，生態環境的不平衡，氣候改變，破壞土地使土地硬化，泥灰化、酸化，作物生理不健康，抗病蟲害力下降，因而需大量使用農藥，生態生物鏈跟著起了非常大的變化，整個地球都變成有毒的世界，使我們這一代身體的健康感受威脅，生活品質都成了問題，何況我們下一代還要生活下去。

這是一個必須面對的非常嚴正的課題，而且不可能延遲或躲得掉的。空氣、水污染，作物使用過量農藥，一定會污染地下水源，使地上、地底下生態生物鏈跟著起了非常大的變化，因嚴重的副作用造成整個地球的災禍即將來臨。

另一方面，地球將進化通過時空0點，若未能夠有強大的宇宙力量牢牢地穩住地球，將風雲變色，天災地變災難重重不斷，為避免此現象發生，在地球磁軸頂端環帶狀磁場圈銜接的重心點上，建造磁場基地，並在磁場上建造「光明磁塔」作為地球磁軸與宇宙磁波漩渦，相連緊扣的基樁，可以使地球磁軸順暢的轉動起來，達到最高的磁力效能，而讓地球上的萬物生靈都能得到充分的磁能供應，克服人類目前因污染、戰亂和人心敗壞所帶來的種種危機。

回歸大自然，地球的問題就解決了，當然世界明天有希望，地球強壯，萬物生靈生活更健康快樂。

五大基地

1. 馬來西亞樂居嶺基地，占地約200甲，磁塔已建造完成，並開始逐步加強接收及傳送宇宙能量；果蔬、養殖、有機肥、菌種等正按計畫開發中。

2. 泰緬邊境的三卡那基地，磁塔業已完成，其他部份尚未進行。

3. 雲南昆明的金殿山基地，亦已規劃完成，並已動工。

4. 北京順義基地，設計就緒已開始動工，預定西元2000年8月完工。

5. 台灣中部某基地為總樞紐。

基地實際的配合實施

1. 種植區——生產各種果蔬花卉藥草，並進行品種改良的生產基地。

2. 理療區——運用自然理療，診治各種疫病，惡疾的保健理療中心。

3. 實驗園——採用磁場內各種果蔬花卉和菌種，研發解決各類病毒，促進健康的食品。

4. 修行養生部——供修行鍛鍊養生的生活場所。

施刀療法的「心」

自從將刀療法傳到馬來西亞後，我對在海外的病患不放心和學刀療法的學員們有責任，因此，只要有到馬來西亞，病患都會再度前來複診治療，學員們必須到山上磁場共修，做不斷複習跟心得報告，和病患分享成果，可是其中也有學員只看一兩次刀療，連學習都沒有，竟然也自稱是「大師」。由此可見人性的「貪、瞋、癡、我慢」是不分國籍、地區和人種。

所謂刀療師的「四愚」即：

1.貪於心：只計算、不滿足。

2.瞋於心：善妒嫉、易生氣。

3.癡於心：不懂付出心、善巧心，只會愚用力。

4.我慢於心：藐視他人、天大地大認為自己最大，不求知識續上進。

刀療師只要有「四愚」其中一項，在施刀治療的療效一定會變質。

相對地，病人的「四愚」即：

1.貪於心：不滿足、貪小便宜。

2.瞋於心：生氣、怨恨。

3.癡於心：愚、不知病原何來，只求速效。

4.我慢於心：不尊重他人、不信存疑、藐視人、神。

病人只要有其中一項病就難痊癒。

以上雙方凡有「四愚」存在，就算有良醫、有磁場、有佛堂，肯定治療也不能達到預期的效果。所以施刀者必須要有一顆利益他人之心。

心　願

這十幾年來的經歷和幾次與學員們精進共修後，才完全看到人性的惡習永遠是那麼的難改，才能完全體會經文上所寫的含意與修持戒律與師父的叮嚀，要成為一位真正會治療的刀療師，真的非常不容易。也讓我知道身為刀療法傳承人的責任重大，必須隨時要注意自己行為與修持。

要如何維護刀療法？如何行持？如何授一般學員刀療師（初級）與願接刀療法傳承成為『刀療法』治療師？如何發揚光大？如何傳授真正施刀療法的心？想必將來一定會有一個很好的答案。

由於我個人學日本師父刀療技術，朝著向貴州李老師學習（無我）利益他人之心（愛心慈悲心菩提心），為人待人的行為，追隨莊老師的理念在做事情，凡事為將來世人有美麗的新天地和健康優質生活。

希望將來所有會施刀療法的同學們，能借助刀療廣結善緣，宣揚新天地的理念，大家都能為這地球付出一分力量，共同創造新天地，人人有利益他人之心，人人有優質生活。為了我們的後代，願能和我一樣追隨這理念，共同付出力量一起來完成新天地。

第二部

刀療法是什麼

古時候宗教醫術施用刀療法治療，除了具有精神信仰治療外，經實際分析『它』是集結許多療法，例如：生體電、氣場、磁場、經絡、順勢、反射、復健、運動、水療、心理療、等自然療法，結合而成的醫療方法稱為『刀療法』。

刀療法的物理醫學功能

撇開宗教信仰療法，用現代物理醫學療法解釋，簡單說：刀療法是生體電、物理刺激療法，運用氣功配合鈍刀施以剁（砍）身體表皮各部位，當刀子接觸到病患身體肌膚之前很近的距離時，刀療師的身體電子（能量）借由刀刃尖端輸入病患體內。

在刀療師不斷的砍，電子（能量）借由刀刃尖端不斷輸入病人的體內，使體內產生似水紋般波動振盪由上到下、從淺部到深處、由點到面，經由電流不斷傳遞，神經系統瞬間反射，釋放出多量神經傳導素，而引起特定的細胞內化學物質之合成，使肌肉收縮、鬆弛，加速體內血液循環新陳代謝、增加氧氣輸送、使體內的免疫力系統增強，自體治療自己病症達到復健，促使體內所需之平衡，以達到預防病毒入侵的效果。

為了保護刀療師的身體，不讓施刀者的生體電和病人的生體電互相流動相吸，利用絕緣物體將刀柄包裹住，讓刀子電流不會流動，使刀變成「絕緣帶電刀」治療效果不變的『刀療法』。

刀療法與一般傳統民俗療法完全不同，『它』是非常科學的理療法，功效絕非一般民俗療法能及，『它』是先師的智慧結晶，經代代傳承下來，只要能依法行持，『它』可使一些以前認為不可能康復的病，變為可能。

認識人體器官系統

人的生命是從兩個細胞結合開始的，接著細胞遵循同樣的基本模式分裂和增殖，形成複雜的有機體，但世界上沒有兩個完全全相同的人。人體一般有八十萬億至一百萬億個細胞，每個細胞按照一定的程序生長、發揮特定的功能，甚至於會自我複製。但除了血細胞以外，沒有其他細胞能獨立發揮功能，同類的細胞結合在一起形成專門的組織——肌肉、骨骼、神經……等。每種器官由若干有關的組織組合而成。以下概述人體各器官系統功能。

腦、脊髓和周邊神經組成神經系統，是人體通信網絡的作用。神經系統控制所有器官系統，並與眼睛、耳朵和其他感覺器官相接連繫。

內分泌系統由各種分泌激素的腺體組成，是控制各種生理過程的化學物質。胃、肺、腎臟和心臟等器官也分泌激素。

呼吸系統和循環系統，是向人體細胞源源不斷供應氧氣。

消化系統的各器官構成一個由口至肛門的通道。食物通過這個通道時，各器官將其分解，直至分子大小，人體利用這些分子產生能量或合成新的組織。

泌尿系統濾出血液中的廢物，通過尿道將廢物排出體外。腎臟還會分泌血壓和生產紅血球的激素。

生殖器官的功能是產生後代，此外，還分泌男性或女性的激素。

成人的骨骼由二百多塊骨頭組成。骨骼支持人體，並使人體能夠活動。此外，骨頭儲存鈣質和其他需要的礦物質，又是血細胞的製造廠。

人體大約有六百塊隨意肌，與骨骼和神經系統共同作用，使人體能夠活動。不隨意肌則維持人體其他系統的正常活動。

皮膚是人體外部保護屏障，還會製造維生素 D，協助調節體溫並且具有觸覺。

人體在生理學功能，為維護健康正常，體內會不斷的製造生產數十種以上的「化學物質」（藥物）如：生長激素、肝素、組織胺、神經傳導素、甲狀腺刺激素、自免疫抗體、促進腎上腺皮質素（類固醇）……等。這是體內生產抗體「自體藥物」的功能，係為身體的需求，需求多製多，需求少製少，平衡維持身體健康正常的功能，相反地，如果健康有變化，體內沒依身體所需產生過多或過少的抗體「自體藥物」，人體就會陷入不健康的生病狀態。

例如：糖尿病是胰臟失去製造或製造不足胰島素（藥物）功能。

例二：甲狀腺分泌不正常就會造成心跳加速、心悸、眼球凸（金魚眼）、煩躁、身體乏力、異常怕熱……等身體不適症。

人生在漫長歲月生活中，絕對無可避免發生身體損傷、機能衰退、生病、老化或受到意外傷害，使人體的主體系統：皮膚、肌肉、骨骼、心臟血管、淋巴、神經、內分泌、免疫、呼吸、消化、泌尿生殖等，無論是那一種系統的機能衰退，或失去各系統之間相互配合的正常運化功能，人體的健康將受到影響。例如：產生疼痛、麻痺、行動受阻、內分泌失調、心肺功能異常、身體衰弱久病難癒……等。

詮釋刀療法治病所產生生理功能

什麼是物理醫學療法？是運用各種物理現象施用在人體上，以達到治療目的，這些物理現象包括聲、光、電、熱、力等，然而，這種醫療方式有別於一般我們口服藥物治療在體內產生化學反應，所以，物理醫學可說是一種另類治療方式。

刀療法可說是結合物理醫學療法的電、熱、力三項物理治療原理，利用刀子導電使生體電增強刺激，喚醒半睡眠的神經細胞，運用連續刺激砍磨擦產生熱感，促使血液免疫系統增加，刀療師運用氣功使肌肉收縮、鬆弛等。所以刀療法，『它』具有使各系統恢復該有的生理機能，發揮該特定功能，防止機能衰退，維護體內各系統正常運作，防止老化，並有治療復健與預防各種病痛纏身之功能。

刀療法功能對人體生理學功能產生療效

例如：

一、 高血壓：心臟壓送血液時，若動脈壁受到過大的壓力，就稱為高血壓。患者會頭痛、頭暈、耳鳴以及心跳過速，如不加以治療，可導致心臟病猝發、中風、等傷害。

運用刀療法功能促使產生消化血栓酵素（肝素）、調整心臟血管系統、防止中風。

二、中風：大腦的一部分供血不足，就會中風，導致局部缺血，以致於組織壞死。中風也會引起不同程度的癱瘓、語言障礙、視覺模糊和記憶障礙。

刀療法刺激神經系統功能加強、消除麻痺、恢復身體功能、調整心臟血管系統、防止再度中風。

三、糖尿病：是一種慢性的新陳代謝疾病，患者體內不能分泌或不能充分利用胰島素，因而無法正常代謝碳水化合物和少量蛋白質、脂肪。結果糖分在血液中累積，為防止體內糖分過量，腎臟就把過量糖分從尿液中排泄出去。高濃度的糖分會損害全身組織，血液循環不良，容易引起皮膚潰爛、增加併發症（如心臟病、失明、腎衰竭、中風、神經痛、等）的危險。

刀療法刺激神經系統功能,加強調節內分泌代謝,提升自體免疫系統,促體內自己自療,防止併發症產生。

四、甲狀腺疾病：甲狀腺是一個蝶形腺體，其分泌的激素能夠調節新陳代謝和其他許多生理活動。甲狀腺功能亢進（甲狀腺分泌過多）和功能減退（甲狀腺分泌不足）。甲狀腺功能亢進大多數是遺傳性，是一種自身免疫系疾病，由患者自身免疫系統攻擊自己體內的組織，會引起造成如心跳加速、心悸、眼球凸出（金魚眼）、煩躁、身體乏力、異常怕熱……等身體不適症。甲狀腺功能減退是一種自身免疫障礙，由於甲狀腺分泌不足，引起體重增加、嗜睡、疲倦和便秘、怕冷等症狀。

刀療法刺激神經元細胞，產生強力的傳導電流衝動刺激時，部分甲狀腺會降低分泌甲狀腺激素的能力。

運用刀療法配合自然飲食療法，促使內分泌系統能依身體所需，產生必要的能量和激素。

刀療法能使甲狀腺激素分泌平衡，調整心跳功能、預防身體產生不適應症。

五、更年期：是每位婦女必經的過程，卵巢對腦下垂體腺的反應減弱，其製造卵子的細胞也開始消減，這就是更年期，又稱為絕經期。更年期除了停止行經外，還會發生一系列生理和心理變化。例如：熱潮紅、陰道乾燥萎縮、記憶減退、體重增加、心悸、頭痛、精神無法集中、生活沉悶、焦慮的症狀、骨質流失等症。

刀療法運用經絡走向，促使強化周邊神經系統，調整內分泌功能，提升心肌血管系統功能，降低心臟病發病率，預防更年期症候群。

六、早老性癡呆症：是一種腦部疾病，患者的記憶、思維和行為呈進行性損壞。其病因是，此病在腦部充滿斑點和異常神經細胞，除了意外受傷、酒精中毒、藥物中毒、腦瘤、中風外，究竟是遺傳或環境毒素污染引起，目前還不明。

用刀療法物理刺激，活化腦部神經傳導素分泌功能，強化各系統激素（荷爾蒙）分泌功能正常，自行消除異常神經細胞，增強各機能活性，再配合抗氧化劑和抗自由基劑，以達到減緩腦部損壞老化痴呆。

七、椎間板凸出（骨刺）（神經痛、手腳痲痺、背脊椎痛、關節痛）：人體脊柱由三十三塊脊椎骨組成，脊椎骨之間為椎間板，由軟骨和纖維組織構成，起緩衝作用。椎間板外圈是較硬的纖維環，包著柔軟的內核。如果纖維環退化或變形，內核就會凸出，導致椎間板凸出（骨刺）。椎間板凸出不一定會產生症狀，但若凸出部分壓迫到身體內的神經根，會導致腰背部輕度或劇烈疼痛、坐骨神經疼痛、手臂疼痛。患者休息時疼痛消失，恢復活動疼痛馬上出現。此外，還可能感到麻痺和刺痛，甚至於出現癱瘓（圖表8、9）。

運用刀療刺激物理療法，刀的電子（能量）不斷輸入電流，經由不斷傳遞，神經系統瞬間反射，釋放出多量神經傳導素，而引起特定的細胞內化學物質之合成，使肌肉收縮、鬆弛，加速體內血液循環新陳代謝、增加氧氣輸送，增強自免疫抗體、促進腎上腺皮質素（類固醇）……等。使體內生產自療功能，減輕疼痛恢復健康的身體至正常功能。

八、心臟病：（心律不整）特徵是心跳不正常，分為心臟脈搏遲緩（太慢），心動過速（太快），或心律不整（不規則）。脈搏遲緩（太慢）時，會發生暈厥，這是大腦得不到充分的氧氣之故。心律不整是心肌或竇房結（天然的起搏器）受損引起的，此類損傷可能是心臟病猝發、先天性缺陷、心瓣膜受損、心臟感染（心內膜炎）所致。

刀療法依經絡走向刺激神經系統的各個部份，即同時刺激交感神經和抑制副交感神經，會產生增加心跳率，心臟收縮力增達到正常的一倍半。使心臟血管循環、心跳率均能適當的恢復，甚至於呈現比正常時更

圖表 8　瞭解頸椎之椎間盤突出和骨關節炎

Understanding Herniated Discs and Osteoarthitis of the Cerical Spine

神經根 Root	椎間盤 Disc	肌　肉 Muscles	反　射 Reflex	感　覺 Sensation	肌電圖 E.M.G.	脊髓 X 光像 Myelogram	鉤狀突 Process
C5	C4 – C5	三角肌、肱二頭肌	肱二頭肌	手臂外側腋神經	三角肌、肱二頭肌出現肌纖維顫動或尖銳波 †	C4 – C5 脊髓膨出	C5
C6※	C5 – C6	肱二頭肌伸腕肌群	肱橈肌	前臂外側肌皮神經	肱二頭肌出現肌纖維顫動或尖銳波 ‡	C5 – C6 脊髓膨出	C6
C7	C6 – C7	肱三頭肌肌腕肌群伸指肌群	肱三頭肌	中指	肱三頭肌出現肌纖維顫動或尖波	C6 – C7 脊髓膨出	C7
C8	C7 – T1	手內在肌屈指肌群		前臂內側臂、內側前方皮神經	手內在肌出現肌纖維顫動尖銳波	C7 – T1 脊髓膨出	
T1	T1 – T2	手內在肌		手臂內側肌臂內側皮神經	手內在肌出現纖維顫動或尖銳波		

※ 最常出現突出的位置。

† 三角肌、菱形肌、棘上肌和棘下肌。

‡ 橈側伸腕長肌及橈側伸腕短肌。

§ 肱三頭肌、橈側屈腕肌、伸指長肌。

‖ 屈指肌群。

圖表 9 腰椎間盤突出的明細表

神經根	椎間盤	肌　肉	反　射	感　覺	肌電圖 E.M.G.	脊髓 X 光像
L4	L3－L4	脛骨前肌	膝蓋	小腿內側	脛骨前肌出現肌纖維震顫或尖銳波	鄰近 L3－L4的脊髓突出
L5	L4－L5	伸蹈長肌	無（脛骨後肌）	小腿外側足背	伸蹈長肌出現肌纖維震顫或尖銳波 †	鄰近 L4－L5的脊髓突出
S1	L5－S1※	腓骨長肌和短肌	跟腱	足部外側	腓骨長肌和短肌出現肌纖維震顫或尖銳波 ‡	鄰近 L5－S1的脊髓突出

※ 最常發生椎間盤突出的階層
† 伸趾長肌和短肌、內側腿肌、臀中肌
‡ 屈蹈長肌、腓腸肌、外側腿內肌、臀大肌

好、更健康狀態。

九、 內傷、老傷：跌打損傷後遺症、神經壓迫性疼痛、肌筋膜炎、其他軟組織損傷性疼痛。

刀療法針對此類傷害具有非常好療效，它能探索傷原根處，用刀療法的物理療法，能促使身體自行修復肌腱，用刀療法物理療法刺激，刀的電子（能量）不斷輸入電流，經由不斷傳遞，神經系統瞬間反射，使肌肉收縮、鬆弛，加速體內血液循環新陳代謝、增加氧氣輸送，使體內產生自療消炎功能，減輕疼痛或消除疼痛至身體恢復健康的正常功能。

十、 頭痛（偏頭痛、三叉神經痛）：偏頭痛是一種搏動性的劇烈頭痛，持續時間從幾小時到幾天不等。這是最常見的神經系統疾病之一。

使用刀療刺激頭部，促進腦部及頭皮下微血管暢通，強化腦神經與內分泌平衡，消除脹痛。

由以上簡例，是刀療法用現代西醫療法解釋常見疾病的療效功能，由此可見刀療法對其他的疾病一樣有療效功能，『它』不但有復健療效，還兼具有預防疾病產生的功能。

刀療法與經絡關係：

刀療法來至於古代中國醫療法，由此可見治療必與經絡學有關。

早年在河南、安陽、殷墟出土的甲骨文片段中，內有關疾病的記載，而無藥物治病的述說，是否尚未發現，抑或湮沒失傳，不得而知，但值得注意的是，砭石片（一種含重金屬礦物石）隨著這些甲骨文出土，由此證明，上古時代運用砭石作為物理治療的工具。

當人體不適，內臟器官受損害發生故障時，在體外一定的皮膚部位上，有一定的反應感覺敏感區出現，而發生輕、重、大、小痠麻疼痛的感覺，然而人的手就會自然的去按摩、扭捏、揉搓、捶打以獲得舒適的感受，到了病變繼續發展，按摩、扭捏、揉搓、捶打等失去效用時，才用石頭片或砭石刺激不適處。

用砭石剁（砍）身體，刺激皮膚再依其反射路線之感應、反應，而發現了經絡脈，依經絡脈周邊部位反應來治療疾病。

然而在文化孕育中發展至商、周青銅時代以銅為針，依經絡部位走向刺入皮膚，從反應而發現治療點（穴位）。

從這些甲骨文出土可窺探出刀療法的起源，遠比針灸早還要科學，刀療法的治療與經絡脈和經絡周邊（依實施經驗中顯示用現代醫學解釋淋巴系統）淋巴有關與穴位無關。

經絡的實質

經絡的實質是什麼？究竟人體有無經絡的生理系統？舉世醫學界莫不注意此項疑團的解答。曾經英、法、西德、日本、中國大陸的醫學者，作過解剖屍體的實驗找不到經絡，甚至於說是經絡神經系統。但北韓平壤大學金鳳漢氏則發表報告：「在顯微鏡下找到了經絡組織的實質。」據金氏所述：「經絡脈分佈的形式、構造及其特性上，與神經、血管、淋巴管都有明顯區別。」之所以許多學者會持很客觀的態度去探討經絡的實質。以下茲將金氏報告摘錄，以供參考：

經脈的形態是由一些微細的管狀的結構物集束而成。其橫斷面呈圓形或卵圓形，直徑約 20~50 微米，膜狀壁極薄，中間充滿無色透明的內容物，不含血球和其他有形成份。經脈周圍的血管比其他組織分佈更豐富。經脈管狀的結構物在其分佈狀態和組織學特點上，不僅區別於淋巴管，同時也不進入局部淋巴結，無論是接近局部淋巴結的一端或遠側端，在管狀的結構物中均無淋巴球。而且從實驗醫學結果看來，也認為不同於淋巴管。

經絡穴位生物電（生體電）特性，與從皮膚表面引導出來的經絡穴位電變化是一致的，亦即經絡穴位電變化同樣反映了內臟活動，另一方面經絡穴位受到刺激時，能使其電活動發生變化，而且也傳導至內臟產生影響。如果刺激經脈上某一經絡穴位，亦能引起同經脈及其他經絡穴位的電活動改變。

綜合經脈的結構組織，不論在針刺效應上，或傳導性能上，或生物電特性上，均與古籍文獻記載的大體上吻合，可認定就是古籍文獻所記載的經絡實體。

從金氏報告摘錄中，其所發現的經絡分佈與活動，反應顯現經絡的循環行徑，腺體表徵形狀。但西方科學先進國家醫學界的實驗，為什麼尚未能得到和金氏相同的結論？我個人認為西方醫學界，所作解剖實驗僅限於死人的屍體，而金氏可能以活體實驗，因死屍與活體作實驗完全不同，而不能與之相提並論，所以才能得到不同的答案。因我們和西方先進各國家都是講人道、重人權的人文社會中，想要同樣用活人加以解剖印證，是不可能的。

總之，因金氏報告經絡是事實不是虛幻，經絡與生理器官的直接關係或經絡具有完全獨立和自我循環的生理體系，可作為診治疾病之參考。

自接傳承以來至今快二十年，依我個人體驗和實驗，由經驗中的知見刀療法治療疾病遠比針灸還要早，而且非常科學更吻合現代醫療法。『它』是以免疫系統（淋巴系統）為主，刺激神經傳導和經絡為輔。

認識免疫系統

從人體組織中流出的體液，至少經過一個淋巴結的的過濾，淋巴結中層層疊疊密集的白血球細胞，是襲擊和殺死體液中的有害生物。若大量生物細胞聚集在淋巴結，它就會腫脹，這是生病的症狀。

血管輸送白血球細胞、抗體和其他免疫系統所產生的防禦物質。淋巴系統將經過淋巴結過濾的體液送回血液裡。

白血球細胞由骨髓製造，輸送到血液和淋巴系統中。人體的免疫系統主要是由幾種白血球細胞組成。像T型淋巴球、B型淋巴球、吞噬細胞，一種是殺傷細胞，能夠殺死或摧毀入侵的生物、一種會釋放出引起發炎的物質，還有一種能夠吞噬和消化細菌。

在淋巴系統裡流通的液體叫做淋巴液，由血漿變成，但比血漿清澈，水分較多，能從微血管壁滲入組織空間。除了淋巴液之外，淋巴系統中還有毛細淋巴管和較粗大淋巴管、淋巴結、淋巴腺、脾臟、扁桃體、胸腺。

毛細淋巴管是暢通的單向小管道，遍布全身體作用是收集多餘的液體，輸往兩條總導管：一條是淋巴系統的主幹胸導管，與脊柱互相平行，通向左邊近心臟的一條大靜脈；另一條是右淋巴導管通向右邊的靜脈。

淋巴液是含有白血球細胞（淋巴細胞）、蛋白質和脂肪，是一種白色稀薄近無色的透明體液。當淋巴液在淋巴管網路中循環，不斷沖洗人體組織。淋巴系統中沒有像心臟那樣的「幫浦」，淋巴液是靠肌肉的運動和單向瓣膜才得以在淋巴管中持續不斷流動（圖表10、11）。

成人體的血管加起來長達九萬六千五百多公里，而淋巴管網路總長度是血管3倍多，分佈全身體，平常在體內淋巴結默默過濾防禦抗病，防止病毒入侵，一旦發

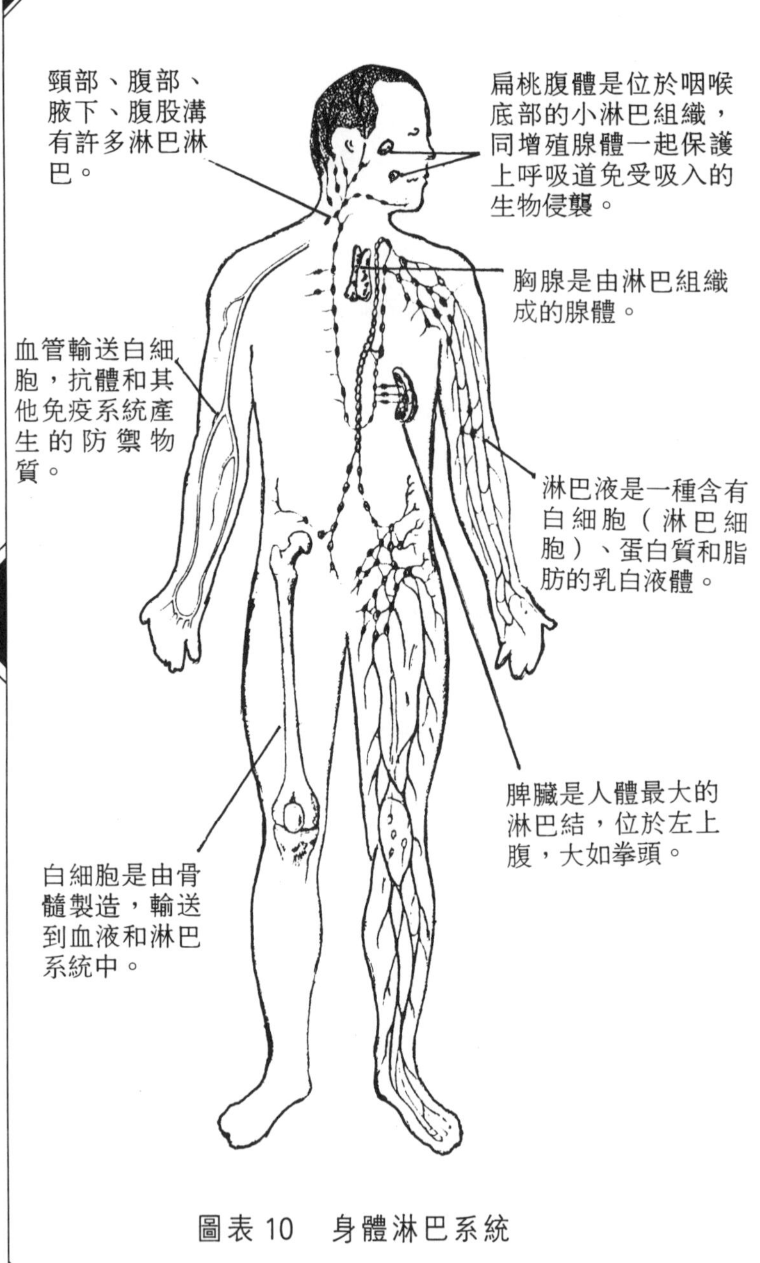
頸部、腹部、腋下、腹股溝有許多淋巴淋巴。
扁桃腺體是位於咽喉底部的小淋巴組織，同增殖腺體一起保護上呼吸道免受吸入的生物侵襲。
胸腺是由淋巴組織成的腺體。
血管輸送白細胞，抗體和其他免疫系統產生的防禦物質。
淋巴液是一種含有白細胞（淋巴細胞）、蛋白質和脂肪的乳白液體。
脾臟是人體最大的淋巴結，位於左上腹，大如拳頭。
白細胞是由骨髓製造，輸送到血液和淋巴系統中。

圖表 10　身體淋巴系統

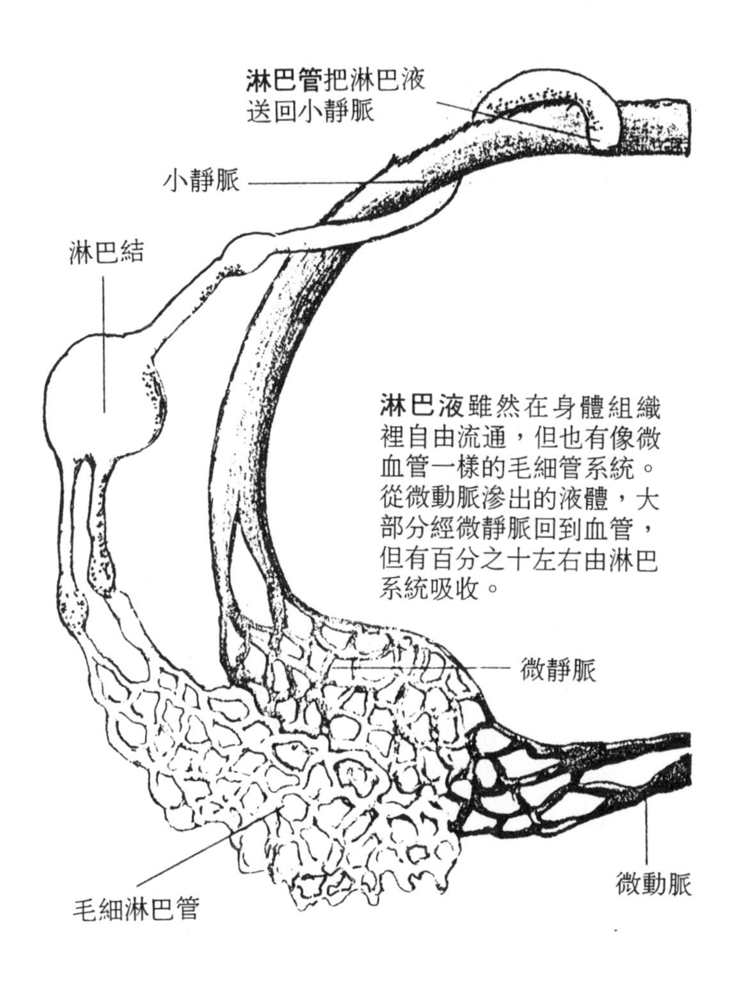
淋巴管把淋巴液
送回小靜脈
小靜脈
淋巴結
淋巴液雖然在身體組織裡自由流通，但也有像微血管一樣的毛細管系統。從微動脈滲出的液體，大部分經微靜脈回到血管，但有百分之十左右由淋巴系統吸收。
微靜脈
微動脈
毛細淋巴管

圖表 11

現異物入侵，血液和淋巴系統就會開始產生抗體物質，如果身體的抵抗力夠強逐漸消滅入侵者，疾病就會痊癒。也就是說明身體有自療能力。

例如：感冒又稱上呼吸道炎，感染原多半是濾過性病毒，較少部分是細菌。如果體內免疫系統曾記錄有類似感染原而已經有抗體存在，喝喝水兩三天就可以痊癒。萬一先前沒有抗體存在，免疫系統將發動多核白血球、淋巴球、干擾素等，在體內展開一場激烈的廝殺。此時人體開始出現鼻涕增加，黃綠膿痰、咳嗽加劇、全身酸痛、關節痛、發燒、嘔吐、腹瀉等症狀，即使吃藥也無法有效遏阻這個病程的進行，這是免疫系統反應正在進行的必然結果現象。

若是細菌感染，則需要選用適合的抗生素，就可以很快的控制病情。很遺憾的是，絕大部分的感冒是病毒感染，不需要抗生素治療，唯一有效的對抗疾病是自身的免疫力。了解病因將可以避免服用許多無謂的藥物。

由此可見，人本身有自療疾病的本能，要縮短其反應期，運用刀療法治療可預防併發症產生，促使病體早日健康，恢復正常運作。

剖析刀療治病法

依多年施刀療法治療疾病經驗，用刀療治病時有的和經絡脈徑相互重疊治療，有些治療是獨立與經絡完全不相共，所以，用淋巴系統解釋刀療法的治療途徑最恰當不過的。

例：**胃病**（胃炎、胃潰瘍、胃酸過多，有關症候：腹膜炎、腹瀉、嘔吐）：胃炎即胃部發炎，可導致出血，潰瘍和對胃內壁的侵蝕。胃炎的典型症狀包括上腹部疼痛、噁心、腹瀉、嘔吐、腹脹、胃灼熱，有時候還有胃出血。

刀子砍的部位：肋骨下方胃部，又肋骨下肝臟部位，左右手臂，雙大腿內側。

依照物理刺激療法，使用氣功配合銳刀施以剁（砍）身體表面，胃和肝臟的部位，砍的部位到處是血管、微血管淋巴系統。借由刀刃尖端電子（能量）不斷輸入病人的體內，使體內產生似水紋般波動振盪由上到下、從淺部到深處、由點到面，電流經由不斷傳遞，神經系統瞬間反射刺激，釋放出多量神經傳導素，而引起特定的細胞內化學物質之合成，使肌肉收縮、鬆弛，加速體內血液循環新陳代謝、增加氧氣輸送、使體內的免疫力系統增強，發動多核白血球、淋巴球、等抗體，自體治療自己病原達到復健。

用漢醫經絡穴位治療胃病，它取胃經穴位：不容、承滿、梁門、股化。脾經穴位：公孫、太白、三陰交。任脈穴位：巨闕、上脘、下脘、中脘、建里。心包經：大陵、內關、間使。膀胱經胃俞、胃倉等穴位治療。

刀療法砍上腹、後背部位和經絡的胃經、膀胱經、任脈相同，大腿部胃經經絡相同，脾經就不同，刀療法治療的是取大腿內側，漢醫經絡治療是取腳的部分。同樣是用心包經，刀療法治療的是手臂內側部分，漢醫經絡治療內手腕部分，是完全不同。

還有刀療法在治療胃病時，一定要治療（砍）上腹脾經的部位。但漢醫經絡穴位治療就沒用這部位治療胃病（請參考圖 12～①②）。

由此可見刀療法是以免疫力系統（淋巴系統）為主，經絡為輔。

牙周病（牙齦炎）：是包圍牙齒的牙齦組織發炎或感染。症狀是牙齦腫脹，刷牙或使用牙線時，牙齦出血。牙齦炎大多由牙菌斑刺激引起。牙菌斑是口腔細菌產生的黏性物質，積聚在牙縫和牙齦線內的地方，正好是口腔無法自行清理之所在。經過一段時間，牙菌斑硬化並變成牙石（或稱牙垢）。以後新牙菌斑又在這些牙石形成，再造成進一步的刺激，牙齦就會發炎腫脹，牙縫和牙齦間形成齦袋，食物和細菌很容易進入齦袋中使牙菌斑更深入侵牙齦組織，就會發生細菌感染引起牙周病、牙周炎、牙齦炎。

使用刀療法治療，刀子只需在臉上嘴巴周圍牙齦部位輕剁、點刺到病原處（痛點）幾十下就會有很好的療效。刀子砍的其部位到處是血管、微血管淋巴管系統。喚醒體內的免疫力系統，發動多核白血球、淋巴球等抗體，自體治療自己病原快速消炎消腫。

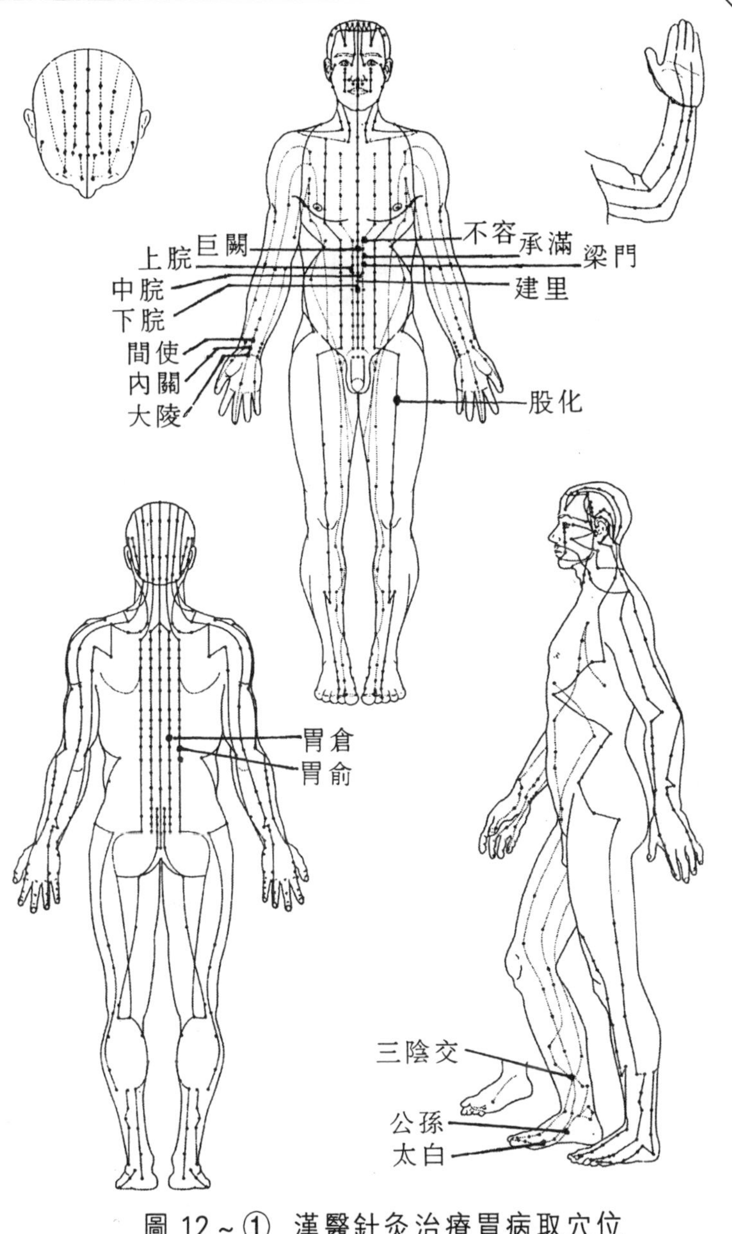

圖 12～① 漢醫針灸治療胃病取穴位

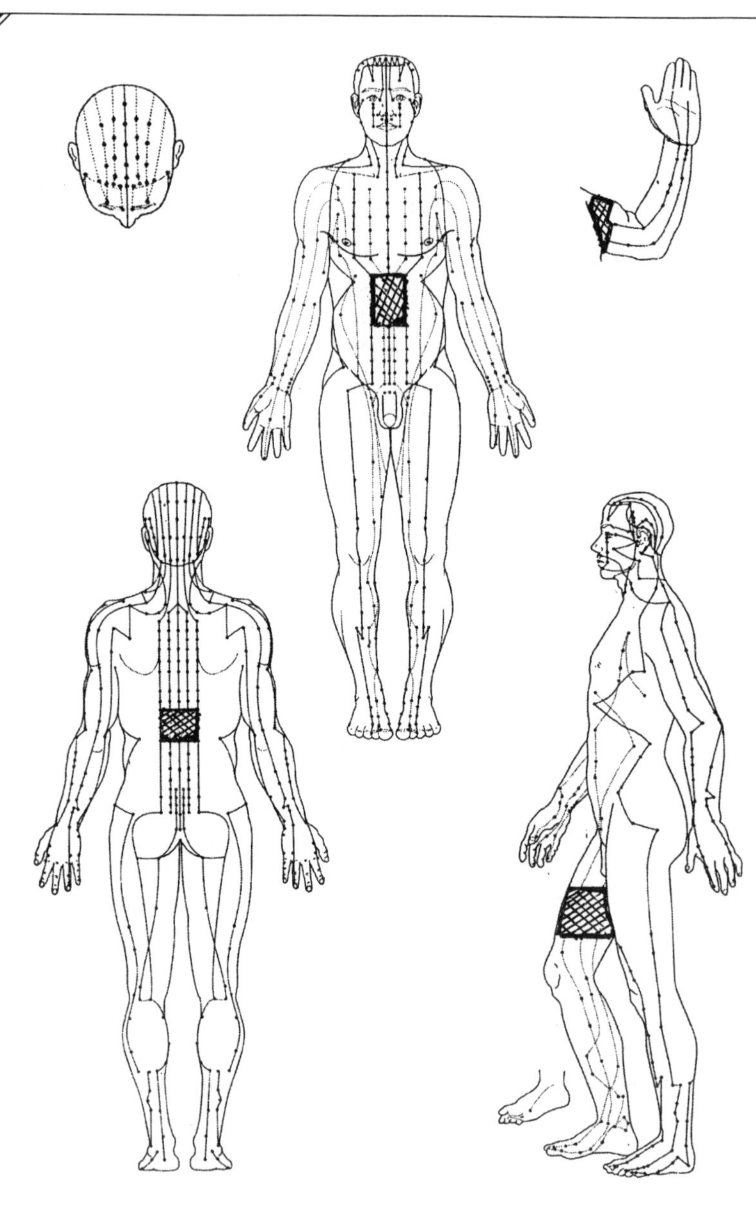

圖 12～② 胃病刀療法治療的部位

如能配合牙醫除牙垢（牙石）以達到治癒，再配合自己平常注意口腔衛生清潔達到斷根。

漢醫經絡治療走手大腸經合谷和迎香，手小腸經顴髎。然而刀療法治療完全沒用此經絡治療（參考圖 13～①、②）。

由此再次證明刀療法是以免疫系統（淋巴系統）為主，經絡為輔。是非常科學更吻合現代自然醫療法。

免疫系統與經絡圖解

免疫系統是依附在靜脈血管和微動脈微血管，遍布全身，與經絡不同，是「內屬臟腑，外絡肢節」。具有獨立循環的生理體系（參考圖 14～①、②）。

經絡主治簡介

一、肺經：肺結核、肺氣腫、肺炎。有關症候：多痰、咳嗽、哮喘。

二、大腸經：痔瘡、便秘、直腸疾病。有關症候：牙齦出血發炎、牙痛、手偏癱。

三、三焦經：消炎、調節臟腑機能、神經、體液、手偏癱、所有疾病。

四、小腸經：四肢蹻曲、肩胛神經痛、痛風、濾過性皮膚敏感、紅斑狼瘡、腸絞痛、十二指腸潰瘍、手偏癱。有關症候：消化不良、腹膜炎、坐骨神經痛、大小

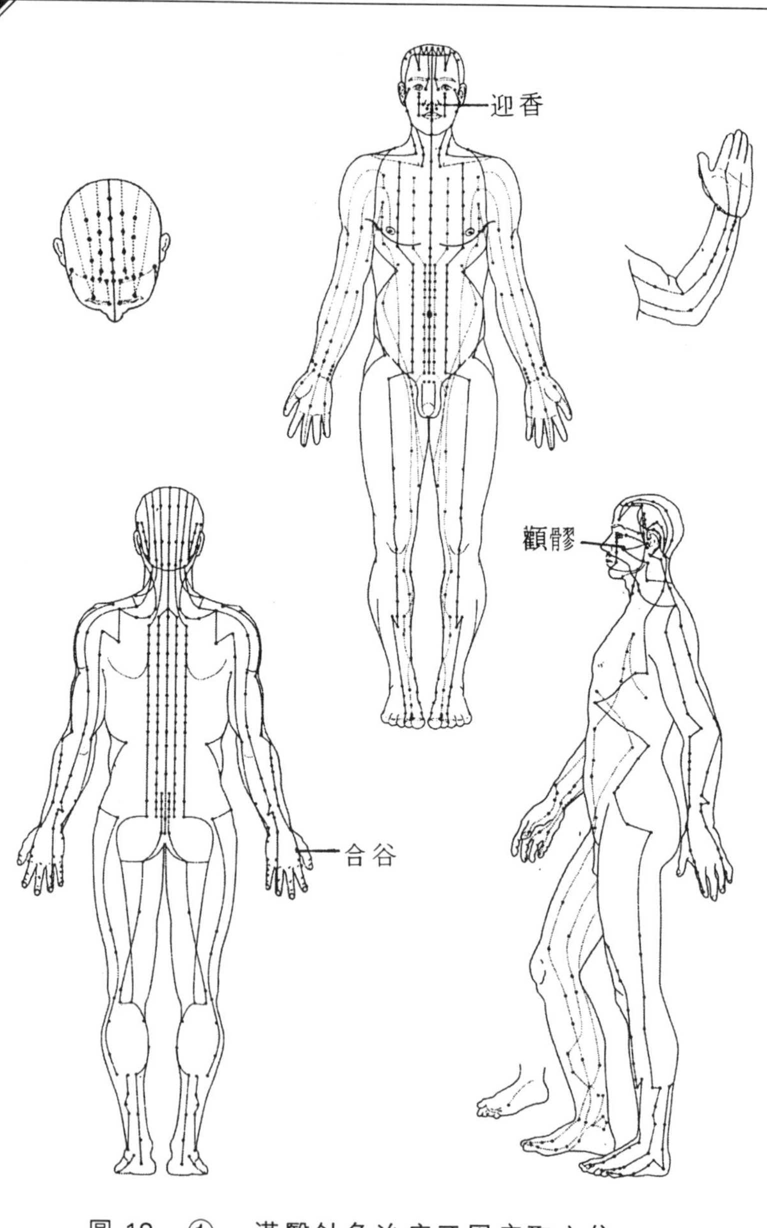

圖 13～①　漢醫針灸治療牙周病取穴位

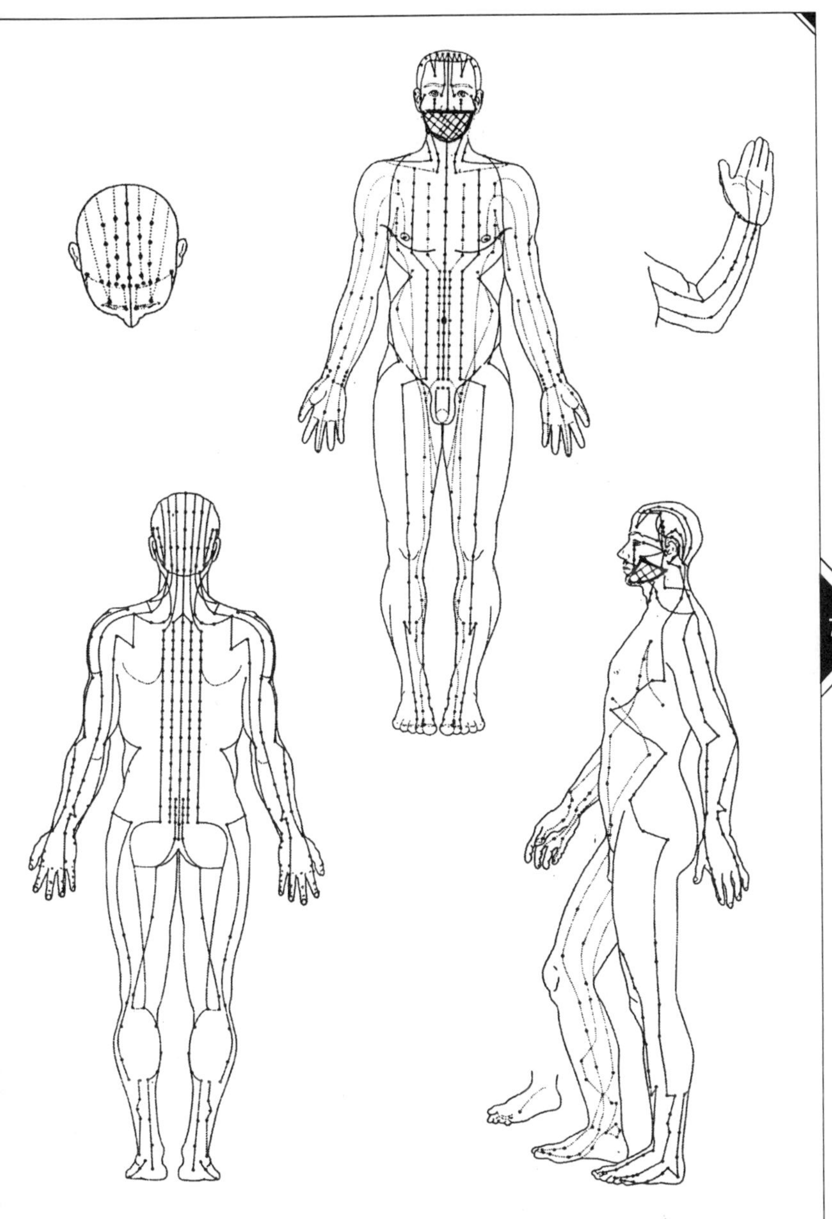

圖 13～② 刀療治療牙周病的部位

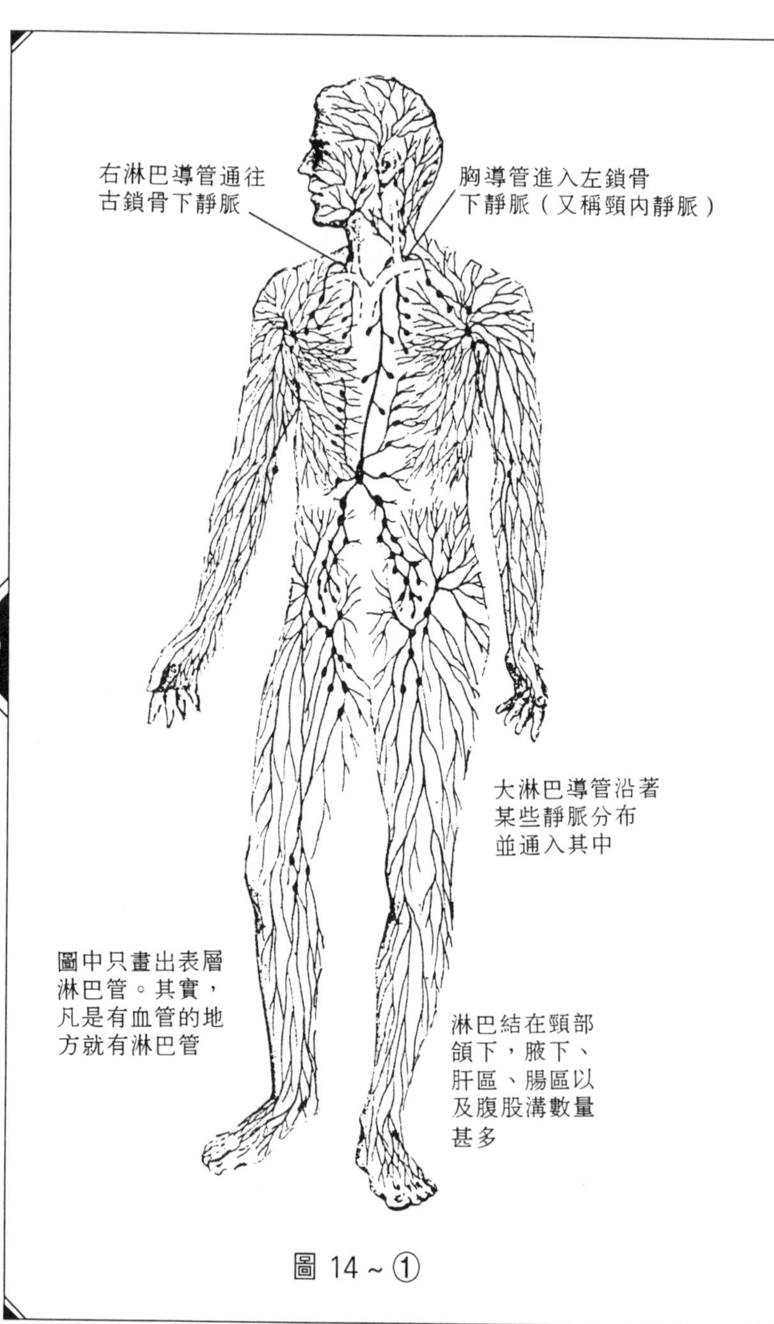
右淋巴導管通往
古鎖骨下靜脈
胸導管進入左鎖骨
下靜脈（又稱頸內靜脈）
大淋巴導管沿著
某些靜脈分布
並通入其中
圖中只畫出表層
淋巴管。其實，
凡是有血管的地
方就有淋巴管
淋巴結在頸部
頷下，腋下、
肝區、腸區以
及腹股溝數量
甚多

圖 14 ~ ①

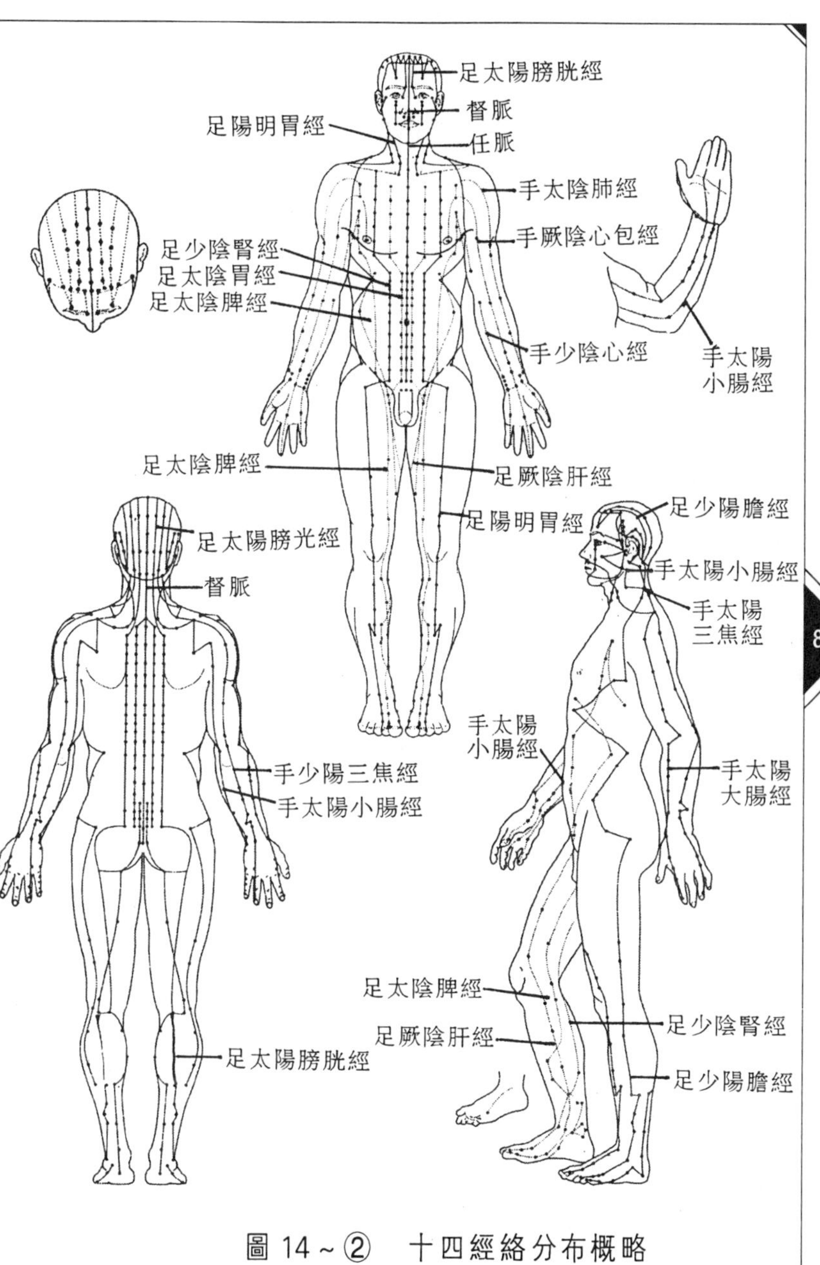

圖 14～② 十四經絡分布概略

便失禁。

五、 脾經：脾腫大、糖尿病。有關症候：痔瘡、消化不良、吸收不良、造血、調節血糖、腳偏癱。

六、 肝經：肝硬化、肝炎。有關症候：造血、血淨化、腳偏癱。

七、 腎經：腎臟病、腎盂炎、腎結石、尿頻失禁。有關症候：鼻敏感、性無能、泌尿系統疾病、婦科病、腳偏癱。

八、 胃經：胃潰瘍、胃酸過多、胃下垂、腸胃炎。有關症候：腹膜炎、嘔吐、腹瀉、頭痛。

九、 膽經：膽結石、膽囊炎、黃膽、腳偏癱。有關症候：消化不良、頭痛。

十、 膀胱經：膀胱炎、尿頻失禁、泌尿道感染、前列腺肥大、發炎及月經前症候群、腳偏癱。

十一、 心經：心臟病、調節血液循環。有關症候：冠狀動脈栓塞、心率不整、風濕性心臟病、上肢痠痲無力蹻曲、肩胛神經痛、心絞痛等。

十二、 心包經：調節血液循環、及大腦皮層功能。有關症候：冠狀動脈栓塞、心率不整、風濕性心臟病、上肢痠痲無力蹻曲、肩胛神經痛、心絞痛、感冒咽喉發炎、神經衰弱、止咳、失聲等。

十三、 督脈：脊髓及生理機能疾病。

十四、 任脈：脈線循行胸腹中線，主治和刀療法一致（如圖）。

刀療法檢測疾病

刀療法施刀之原則需全體系綜合治療，除了問診外還須施刀探尋檢測疾病處，因為體內發生疾病或在某一生理器官發生病變時，身體皆會顯現出特別的敏感點，檢測時，感覺特別痛、敲打發出聲音不同、皮膚色較深、出現腫脹，手觸摸有一顆顆粒狀或塌陷，即是患處或病源與治療的特效處。

以下刀療法檢測和治療點（俗稱阿是穴）與經絡相互重疊部分，供參考和臨床應用。

【頭部】

是大腦皮層神經中樞，直接影響大小腦，可說和多數之疾病有關。

㈠頭部主治：中風、腦神經衰弱、腦膜炎、柏金森症、頭痛、失眠、腦脹、耳邊周圍耳內綜合症。

經絡相互重疊任督、膀胱、膽、胃、小腸、三焦、大腸經絡。

㈡臉部：主治眼、耳、口、鼻、皺紋、三叉神經痛、偏頭痛。

和經絡相互重疊，有任脈、膽、胃、小腸、三焦、大腸經絡。

㈢前後頸部：主治咽喉炎、吞嚥與語言困難、上肢麻痺酸，涎腺阻塞、流涎不止。

和經絡相互重疊，有任脈、督脈、膽、胃、小腸、三焦、大腸經絡。

【胸腹、下腹部】

為大多數生理器官位置，在各該生理器官位置，皆為刀探尋檢測治療疾病之要處。

㈠胸腹、下腹部主治：咽喉、心臟、腸胃、肝膽、腎、脾、肺、泌尿系統、生殖系統。

和經絡相互重疊，有任脈、肺、心包、心、膽、胃、三焦、脾各經絡。

【背部、腰部】

調整心臟、腸胃、肝膽、腎、脾、肺、生理機能和神經等。

脊椎主治：多汗、無汗，腰柱部位治：坐骨神經痛、下肢癱瘓。

和經絡相互重疊，督脈、膀胱經絡。

【臀部腿腳部】

是治坐骨神經痛、下肢癱瘓、感冒、肝膽疾、腸胃消化不良、胃潰瘍、泌尿系統疾病。

和經絡相互重疊膽、腎、胃。膀胱經絡。

【手部肩胛部】

治感冒退熱、咳嗽、肺疾病、除痰、哮喘、心臟病、腸胃消化系統、肩胛神經痛、泌尿婦科。

和經絡相互重疊有肺、心包、心、大小腸、三焦經絡。（以上請參考圖 15—①～⑦）

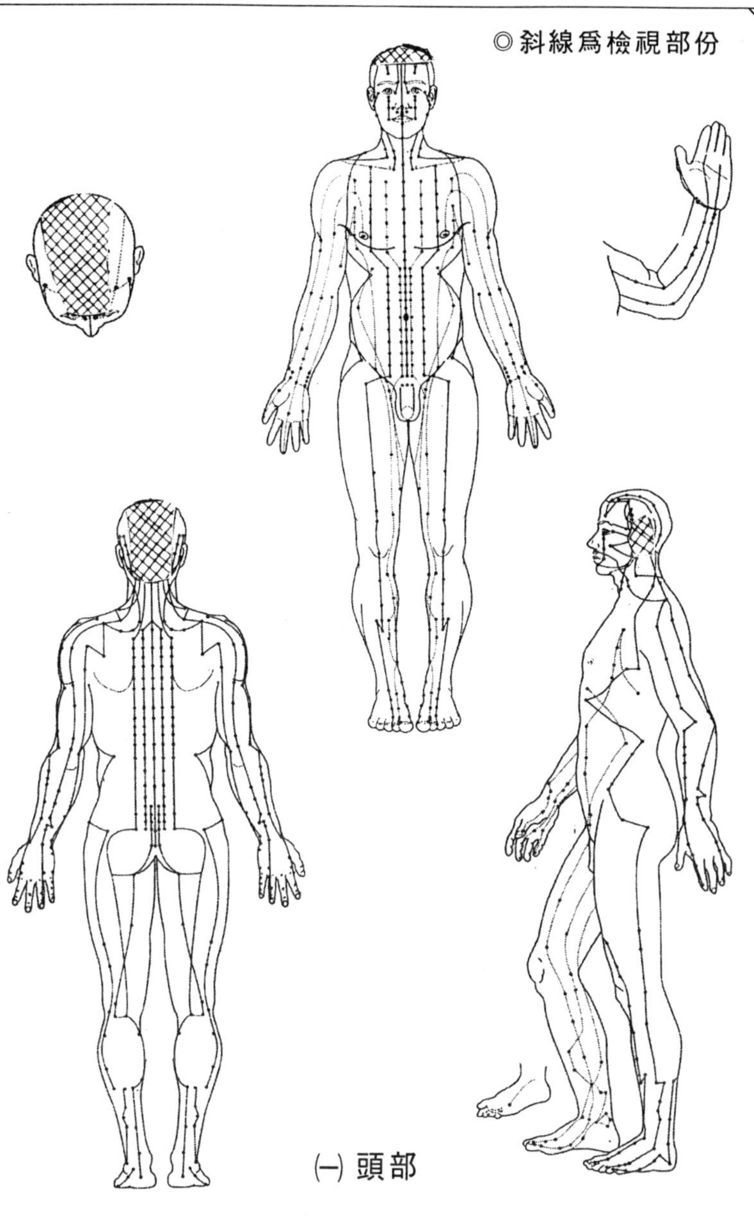

圖 15-① 刀療法檢測疾病和經絡重疊部份

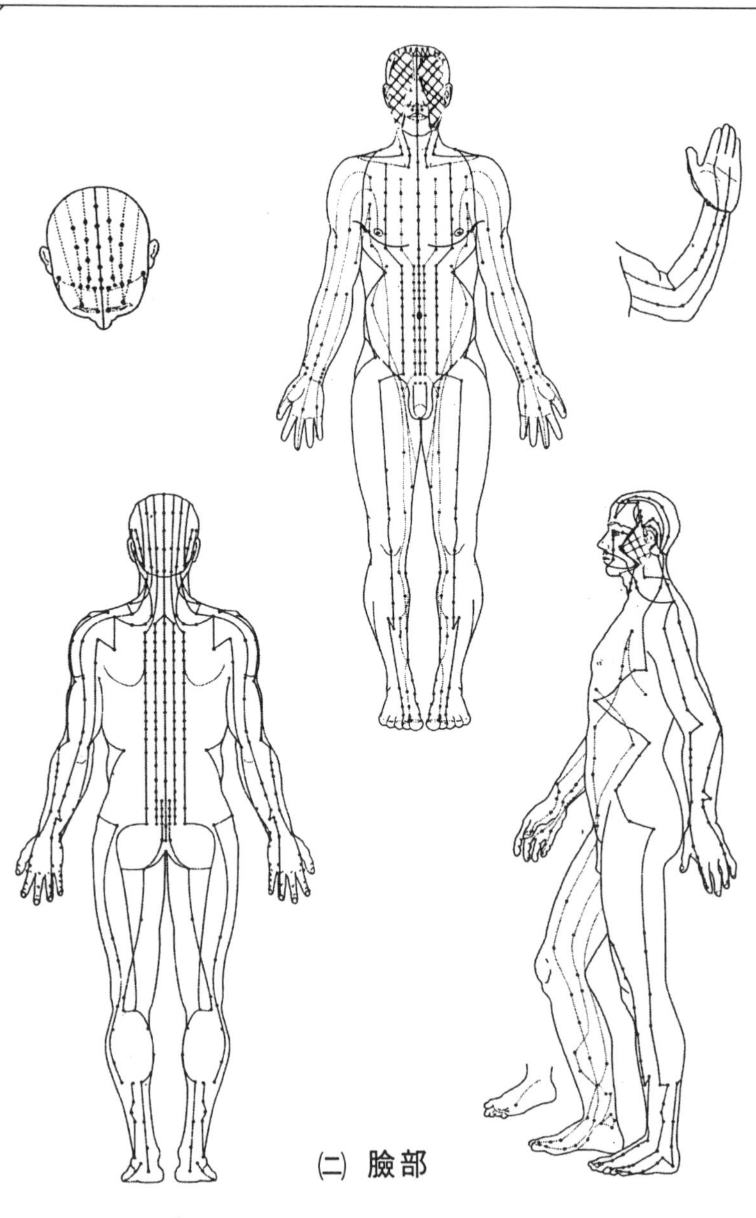

㈡ 臉部

圖 15-② 刀療法檢測疾病和經絡重疊部份

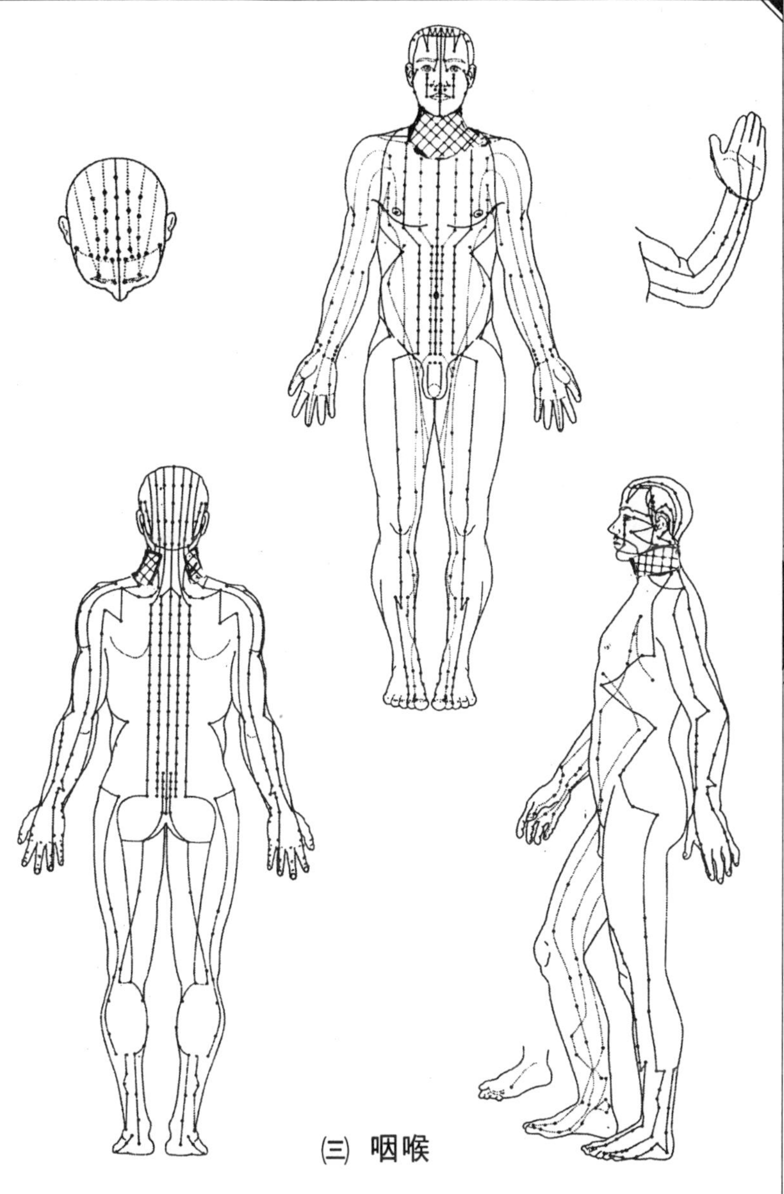

㈢ 咽喉

圖 15-③ 刀療法檢測疾病和經絡重疊部份

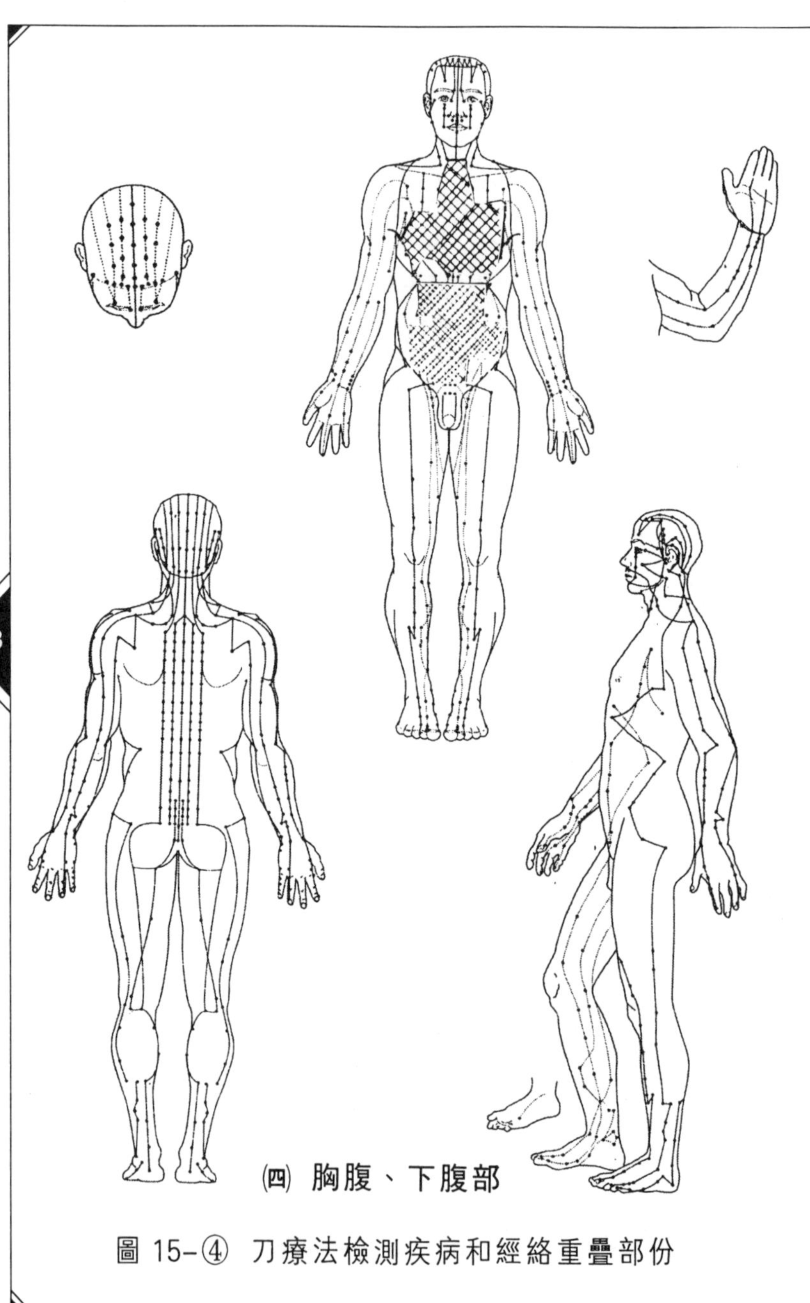

圖 15-④　刀療法檢測疾病和經絡重疊部份

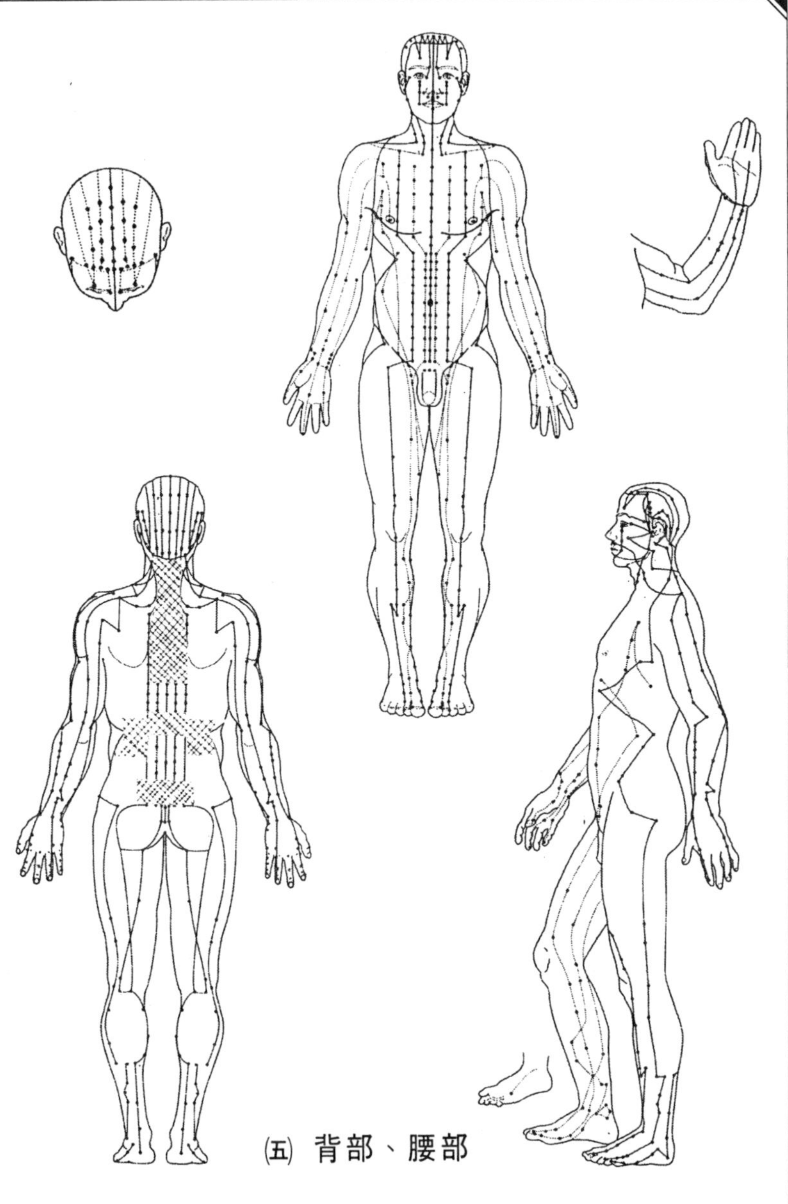

圖 15-⑤ 刀療法檢測疾病和經絡重疊部份

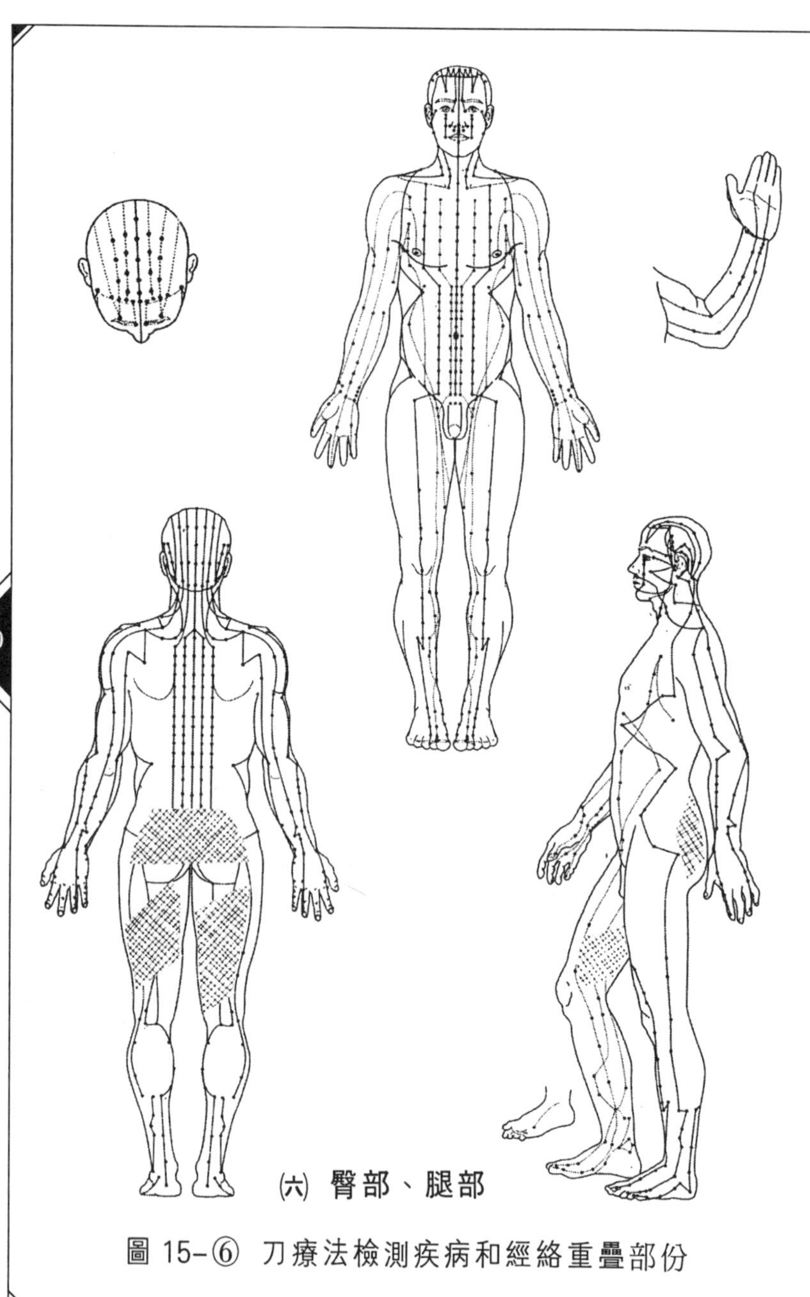

圖 15-⑥ 刀療法檢測疾病和經絡重疊部份

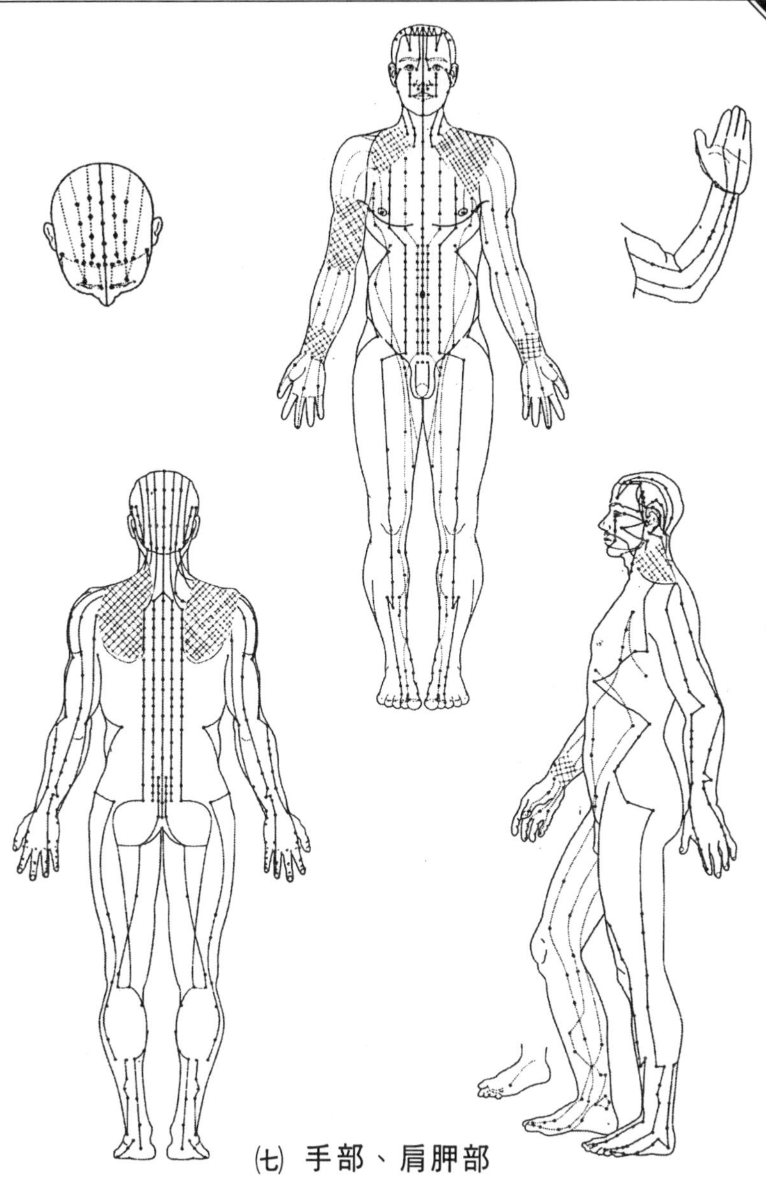

⑺ 手部、肩胛部

圖 15-⑦ 刀療法檢測疾病和經絡重疊部份

刀療師施刀技術與禁忌

要成一位成功優秀刀療師，一定必須接受嚴格正確訓練與修持，通過一連串的實習和考驗，還要心術純正利益他人之心，並且接過刀療法傳承師的心法、鑰法才可施刀。

刀療法是用刀刃（砍）在病患的身體上做治療。要施刀前切記一定要用優碘消毒刀子，不要用酒精消毒，施刀時心持正念、心存正氣，細心治療。

刀療法治療疾病是依病體所需，刀療師在病患身體患處的部位治療（砍），運用氣功、手法徐緩、輕重、砍、剁、點、刺，刀法走向依淋巴行徑或經絡脈，順、逆，治療。有時候需依病患心理狀態，配合心理治療，需視病況配合藥物，調整飲食，做運動或冷療、熱敷、水療交替等物理療法，作一系列的搭配治療，達到最佳療效至痊癒。

施刀時手法手腕巧軟，切記刀不能拖、拉、割、切，不得有輕浮妄想貪婪之心，否則治療起來就不會有很好的效果。

患者須知事項

要接受刀療法治療的人，一定要尊重刀療師，自己誠心誠意禱告要身體恢復健康的信心，為個人衛生與禮貌，在刀療前最好能好洗澡，飯前或飯後一個小時才能刀療治療。治療時必須除去衣服只穿著短褲，刀療後必須喝水或泡水酒澡，盡量不要穿緊身衣物。刀療後會依不同病情，身體會呈現不同的反應，例如：疲倦想睡、口渴、體溫微微升高、病灶點皮膚黑青、興奮等，這些都是正常現象。

要有健康的身體，飲食起居要正常，用膳清而不油、淡而有味、蔬菜水果樣樣吃。愛惜自己動動身體手腳，淨化身、心、靈，從新再來生活快樂似神仙。

【病理探討與臨床實績報告】

心臟、心血管疾病

動脈硬化：是指動脈壁變厚並失去彈性。某種程度的動脈硬化是年齡增長的自然結果。不正常的動脈硬化通常是脂肪類物質在動脈內壁積聚而成，這些沉積物基本上是由膽固醇構成的，這種硬化稱為動脈粥樣硬化。

膽固醇是一種蠟狀物質，由肝臟合成也從食物中攝取，隨著血液在血管中循環，是構成細胞膜和多種激素的基本成分。

動脈硬化可發生於身體的任何動脈，但最常發生於冠動脈以及供血到大腦的頸動脈。脂肪類沉積物在這些重要血管中沉積，可以導致心臟病猝發和中風。

動脈隨著沉積物沿著動脈壁聚積，血管越來越窄，減少血液流量，視動脈硬化所影響的部位不同，症狀也不同，包括心絞痛、高血壓、智力衰退、腿痛和腎衰竭。

※症例之 1

【心血管動脈硬化】

患者：男性，六十三歲，退休公務人。

刀療法檢測：胸部心臟位置及上腹胃部出現病源處。患者才說：他是心臟、心血管動脈硬化疾病。

運用氣功施刀療法治療（砍）在身體患處心臟的部位和上手臂治療（砍），手法徐緩、輕重、砍、剁、點、刺，刀法依心臟血管行徑治療，促使加速體內血液循環新陳代謝、增加氧氣輸送、順勢治療。調整飲食，做運動等物理療法，作一系列的搭配治療。

每日治療一次，到每三日治療一次，每一次治療時間約二十分鐘，並調整一系列飲食生活習慣。半年後經醫師檢查結果證實心臟動脈血液灌流已正常，各生理機能都正常恢復健康。

※症例之 2

【心絞痛】

心絞痛（胸痛、冠心病）是一種起於胸骨下而常常放射至頸、下頷、肩臂和背部的疼痛。疼痛的性質不一，常有壓迫、沉重或窒息感，常伴有氣促。心絞痛是心肌缺氧引起。

患者：男性，五十六歲，職業：商。

病況：初發。

主訴症狀：平時表面健康情形良好，突然胸骨下劇烈疼痛汗出如漿，臉色蒼白、脈微弱，形近休克。送醫急救，經診斷後是為心絞痛，經治療後仍然陣陣疼痛達三晝夜，直到嘔吐後才得以緩解，出院回家休養。至第三週又復發胸痛如故。

施刀療法治療後馬上見效，緩解劇烈疼痛，二十分鐘後感到口乾舌燥，喝大量水增加其排尿，經幾次治療後，各生理機能都正常。

心絞痛者必須調整飲食，改變不良的生活習慣、做運動等物理療法，作一系列的搭配治療，方可迅速恢復健康。

※症例之 3

【心律不整】

心律不整的特徵是心跳不正常，分為心搏徐緩（太慢），心跳過速，或心律不整（不規則）。心搏徐緩大腦得不到充足的氧氣時會發生暈厥。心律不整是心肌或竇房結（天然的起搏器）受損引起的，此類損傷可能是心臟病猝發、先天性缺陷、心瓣膜受損、心臟感染（心內膜炎）所致。

患者：女性，五十歲，家庭主婦。

病程：八年。

主訴症狀：時常發生暈厥或心悸。經醫生診斷是心律不整。

施刀療法治療後立竿見影，幾十次施刀療法治療後，即刻有抑制的效果。

並配合改變不良飲食的生活習慣，少吃脂肪、高膽固醇、糖、鹽，不要喝酒、多吃水果蔬菜、全五穀類等食物，須經常運動，以保持心、肺健康。

心臟病小結論：

凡是心血管心臟病之人，平常生活一定要放鬆，飲食需清淡、還要有適當運動。才能遠離心臟病，其刀療法參考圖 16。

腦血管病及後遺症

【高血壓】

心臟壓送血液時，若動脈壁受到過大的壓力，就稱為高血壓。患者會頭痛、頭暈、耳鳴以及心跳過速，如不加以治療，可導致心臟病猝發、中風、腎衰竭、眼睛和其他器官的傷害。

對成人在靜止時血壓為 120 / 80～140 / 90 是正常的，血壓 140 / 90～160 / -90 視為血壓過高，根據世界衛生組織曾經在日內瓦集會議定如血壓過高 160 / -90 為高血壓。

※症例之 1

患者：女性，五十六歲，家庭主婦。

症狀：血壓收縮壓 190～210 毫米，舒張壓 100～115 毫米。

病程：二十四年。經常頭疼、頭暈、面赤發熱、心

註：心臟疾病如已影響消化系統
與其他併發症，參照理療圖

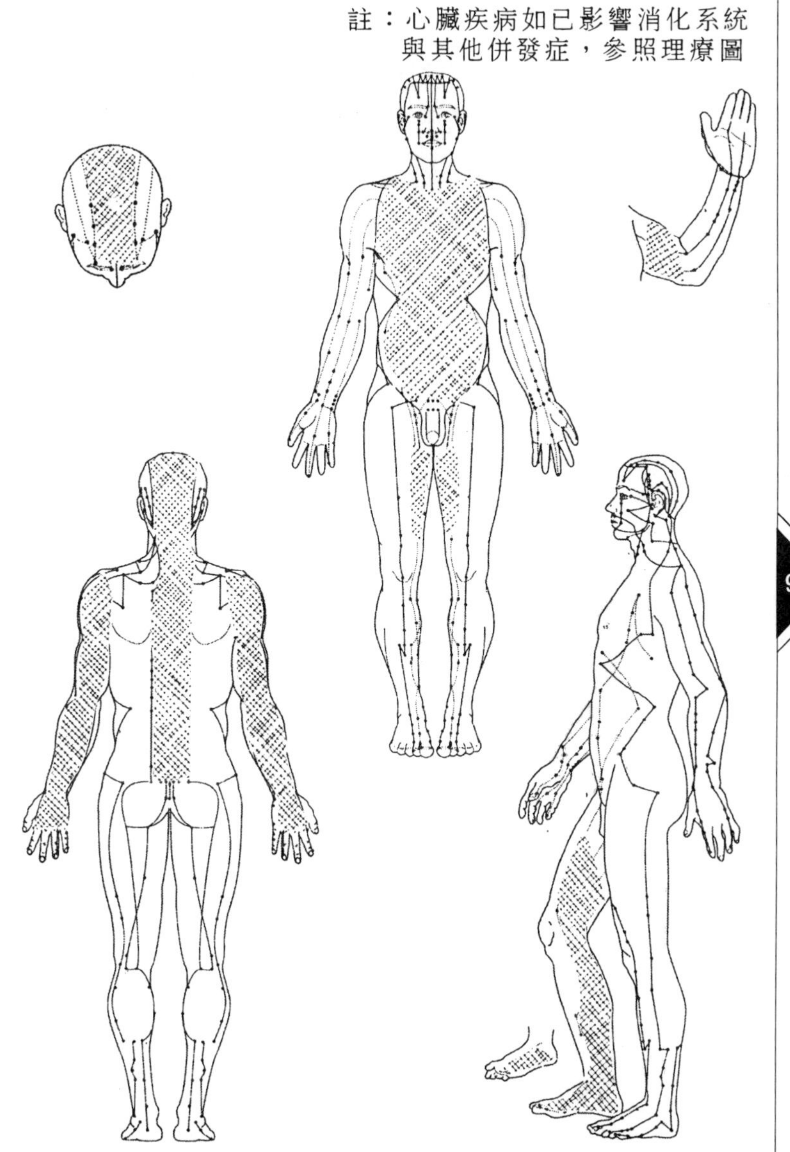

圖 16 心臟疾病：冠狀動脈栓塞風濕性心臟病心律不整

悸等現象。

施刀療法治療並配合靜坐放鬆促使血壓降低，經幾十次治療後得以抑制。指導病患改變不良飲食的生活習慣，少吃脂肪、糖、鹽，多喝水、多吃水果蔬菜、全五穀類、酵素等食物，須經常運動，以保持身體健康。至今未曾再復發，刀療法參考圖 17。

※症例之 2

患者：男，64 歲，已退休。

症狀：血壓收縮壓 190 毫米，舒張壓 115 毫米。

病程：十幾年。曾經有過一次休克紀錄，以後經常服用降壓藥劑，中西醫藥交替治療，但僅能緩解一時。

施刀療法治療並配合靜坐放鬆，促使血壓降低，指導病患改變不良飲食、生活習慣，少吃脂肪、高膽固醇、糖、鹽，不要喝酒、多吃水果蔬菜、全五穀類、酵素等食物，須經常運動，經數次治療血壓降低控制良好後，須經常運動以保持身體健康。至今未曾再復發。

中 風

中風（因發生猝然而得此名稱）是腦的某部分缺乏血液供應或該部分之血管遭遇到某種意外。

其實中風的發生並非突然；通常是會有好幾年的病兆後才發作，因太多脂肪類沉積物在這些重要血管中沉積，使血管壁沉積斑塊，血管完全堵塞住，或因年紀老邁血管壁其部分失去彈性，在腦部需要更多血液時未能

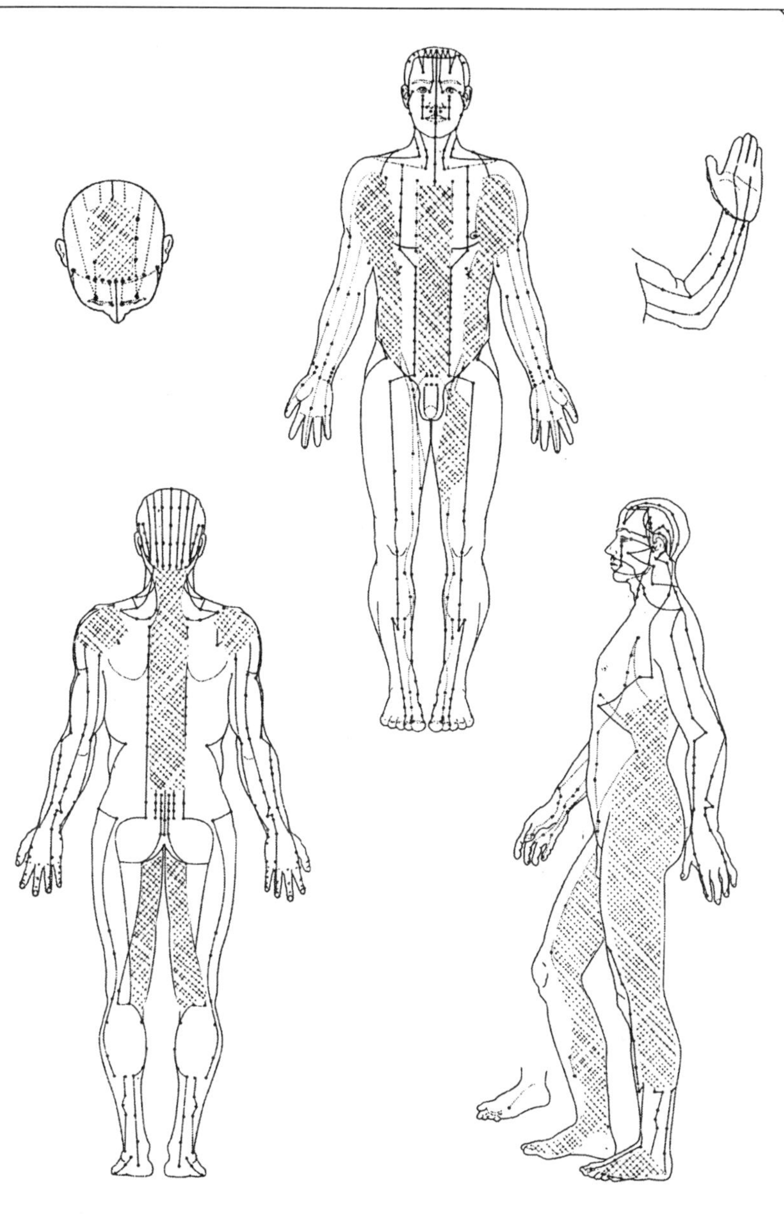

圖 17 高血壓：參照理療圖

充分的擴張，因而阻塞血液之供應，或是硬化血管壁脆弱受意外傷害，以上種種緣因都會導致中風，刀療法參考圖 18。

※症例之 1

【癱瘓】

患者：男，六十九歲，教授已退休。

症狀：血壓 170 / 110。有癱瘓現狀偏左。左手感覺不能如常人指揮運作，下左肢偏跛軟弱無力，口向左歪斜咀嚼困難，口齒不清，少量涎液自左口角流出。

病程：即病即醫。

施刀療法初期治療，每日三次間隔理療。每次經治療後即感舒適輕鬆、口角歪斜、咀嚼、涎液，經連續三日之加強治療後，恢復正常。血壓慢慢從 170 / 110 降至 140 / 90。治療到第十日，參加親戚婚禮，步履穩定精神愉快。

經持續治療約六十天，配合復健治療直到四肢運用如健康者，外表顯現正常病已痊癒。患者目前生活一切正常。

※症例之 2

【癱瘓】

患者：男，六十歲，會計

症狀：血壓 170 / 110。有癱瘓現狀偏右。右手不能握筆、步履軟弱無力，行走時身體偏右傾、口向右歪斜、咀嚼困難、口齒不清、少量涎液從口角流出。

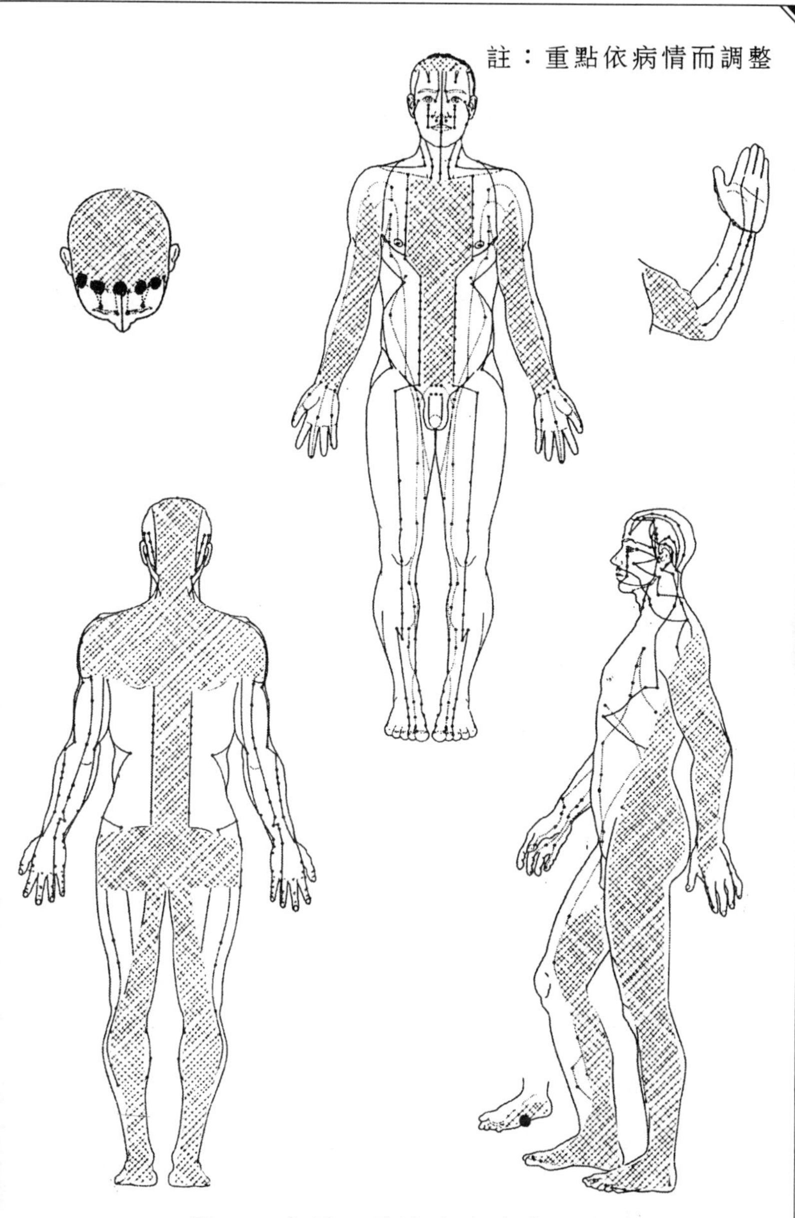

圖 18　中風：後遺症癱瘓參照理療圖

病程：即病即醫。

施刀療法治療，初次治療時間較長較密集，每日三、四次。每次治療後，即感鬆弛舒適、步履較為穩定、手能用力寫字漸次成書。

經連續數日治療，機能運轉感受逐漸不同，顯示病況進步神速，血壓平穩後才運用一般治療法，直到症狀全部消除，恢復健康與正常生活。

※ 症例之 3

【口歪斜、眼球內出血】

患者：女性，六十五歲，家庭主婦。

症狀：口歪斜，左眼球內出血、視覺不清，臉皮肌肉緊張、麻木，四肢活動正 常。

病程：二星期。

主訴：一向血壓偏高，平均在 180 / 110。發病前沒任何預兆，在二星期前早上起床感到眼睛視覺不對，當時也沒有注意，一直到當天晚上覺得臉皮怪怪，照鏡子才發現原來左眼球內出血。經就醫檢查診斷是中風眼球血管出血，顏面神經癱瘓。

施刀療法治療時，已經是病發後第十五天，開始治療每日治療二次，第一日治療後即刻立竿見影，顏面改善感覺鬆弛，以後每日均見進步。經半個月的密集治療，顏面麻痺消除，眼睛視覺清晰恢復正常。

中風小結論：

凡屬中風類型之疾病，即病立即治療，即見立竿見影之效果，如果時間拖越長其後遺症擴延越大，所需治療時間便越長，只要神經、筋胳、韌帶、肌腱等尚有彈性能力，及時加緊治療使之恢復正常。

靜脈炎／靜脈血栓形成

腿部靜脈特別容易發生兩種血栓阻塞：靜脈炎和急性深層靜脈血栓形成，前者是表面靜脈血栓阻塞和發炎，後者是內部靜脈被血栓阻塞。急性深層靜脈血栓形成比靜脈炎嚴重，因為如果血栓碎裂進入血液循環，可能引起肺栓塞、中風或心臟病猝發。

表層靜脈炎的病因尚不清楚，但多發生在壯老年人身上，尤其是損傷和長時間行動不便之後。靜脈曲張也會增加靜脈炎的危險。靜脈炎的症狀很明顯：阻塞的靜脈膨脹發炎，極其疼痛有的患者還會發燒。

相比之下，深層靜脈血栓形成常常沒有明顯的症狀，直到患者發生肺栓塞或其他致命的併發症才知道患病。

※症例

患者：男性，六十四歲，豆腐製造業。

主訴症狀：早期發病感覺左小腿抽搐疼痛，間歇性跛行休息後緩解，但只要走路後又發作，隨病情的發展，行走和站立時間漸漸縮短，需要休息時間愈延長。病症日見嚴重，繼之腳部浮腫，步履維艱並延請中、西醫、針灸、跌打、推拿（按摩）治療，皆未見有好轉，後經過一番折騰檢查證實是靜脈炎。

病程：十年。

經由朋友推薦施刀療法治療。

刀療法治療靜脈炎，是應用物理刺激療法，再運用氣功配合鈍刀施以剁（砍）身體表皮各部位，當刀子接觸到病患身體肌膚之前很近的距離時，刀的電子（能量）借由刀刃尖端輸入病患體內，使體內產生似水紋般波動振盪由上到下、從淺部到深處、由點到面，經由電流不斷傳遞，讓體內深層血管得到按摩般的舒暢，使肌肉收縮、鬆弛，促進體內血液循環加速新陳代謝、增加氧氣輸送、增強體內的免疫力系統，促使自體治療自己病而得到康復。

當患者來治療時，已經是發病十年後，治療的時間可能需要一段時日。每日治療二次，第一日治療後即立竿見影，感覺鬆弛，以後每日均見進步。經一個月的密集治療後，再改為一般治療，並配合靜坐放鬆內臟按摩，治療後得以抑制疼痛。指導病患改變不良的飲食生活習慣，少吃脂肪、糖、鹽，多喝水、多吃水果蔬菜、全五穀類、酵素等食物，須經常柔性筋脈運動，以保持身體健康，至今未曾再復發。

靜脈曲張

靜脈中小小的單向瓣膜如果失效，造成一些血液倒流，就會引起靜脈曲張。靜脈曲張最常見於小腿靜脈，曲張部位呈青色，糾纏腫脹；也見於肛門（痔）。偶爾也有食道靜脈曲張；如有這樣情況，通常與肝病有關，嚴重時也會引起消化道出血。

靜脈曲張往往是遺傳的，但年老、肥胖，或便秘者排便時常用力，會引起靜脈曲張。妊娠期激素改變促使結締組織鬆弛和擴張，也會引起靜脈曲張，而通常在產後數月便會自行消失，只有部分有遺傳基因的人會出現靜脈曲張。如長期長時間站立工作的職業，雖然不會引起靜脈曲張，但會使部分有遺傳基因的人，下肢曲張的靜脈容易發炎病情惡化。約百分之十的男性和百分之二十五的女性患有靜脈曲張，刀療參考圖 19。

※症例

患者：女性，五十歲，美髮師。

病程：三十多年

主訴症狀：於小腿靜脈曲張部位呈青色糾纏腫脹，走路多即倍感疼痛，睡覺時雙腳需抬高，經多方求醫未見療效 。

施刀療法治療靜脈曲張，治療時需由腳底向上治療至大腿，並在病灶處做重點治療，經連續幾次的治療，不適症狀消除而告痊癒。

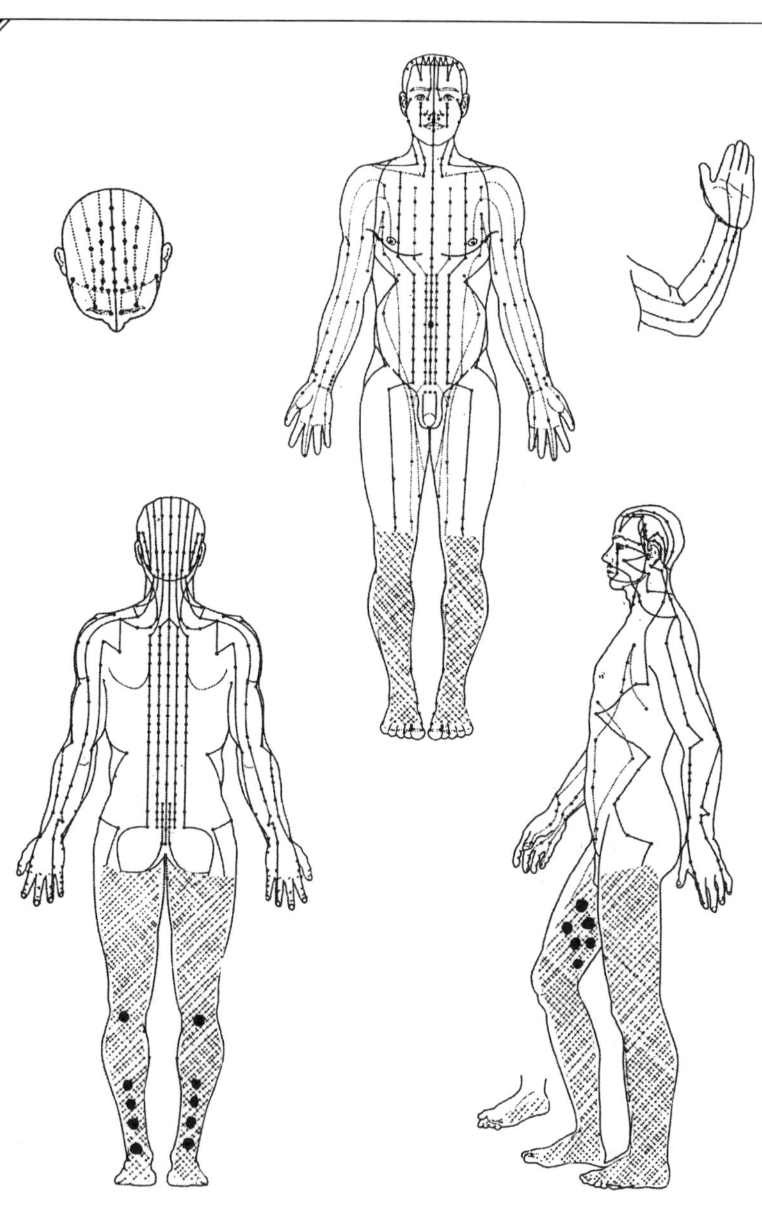

圖 19　靜脈曲張：參照理療圖

靜脈曲張者平常需穿彈性襪，休息時抬高雙腳高於心臟位置，每天作內臟按摩和鍛鍊身體運動，促進血液循環。飲食必須少吃脂肪、糖、鹽，多喝水、多吃水果蔬菜、全五穀類、酵素等食物，可預防靜脈曲張。還有減肥對預防靜脈曲張也很重要。

耳疾病

略分外耳炎、中耳炎、迷路炎、氣壓性耳炎四種，刀療法參考圖 20。

外耳炎：是指位於耳廓和耳膜之間的外耳道發炎，通常是耳道進水沒及時排出引起的真菌或細菌感染，因而也稱游泳耳病。其他導致外耳炎的原因包括過敏、異物或刺激性化學品進入耳道。

中耳炎：是換了感冒或其他上呼吸道疾病，導致感染的微生物很容易從鼻咽部分進入中耳。扁桃腺炎、過敏引起的腫脹，或腺體增殖腫大也會阻塞咽鼓管引起感染，嚴重的中耳炎會鼓膜穿孔。

迷路炎（內耳炎）：位於耳朵最深處的內耳感染，會讓人失聰。

氣壓性耳炎：這種耳痛大都發生在氣壓急遽變化時，如飛機起飛或下降時，通常並無大礙。

【中耳炎後遺症】

※症例 1

病者：女性，五十七歲，教師

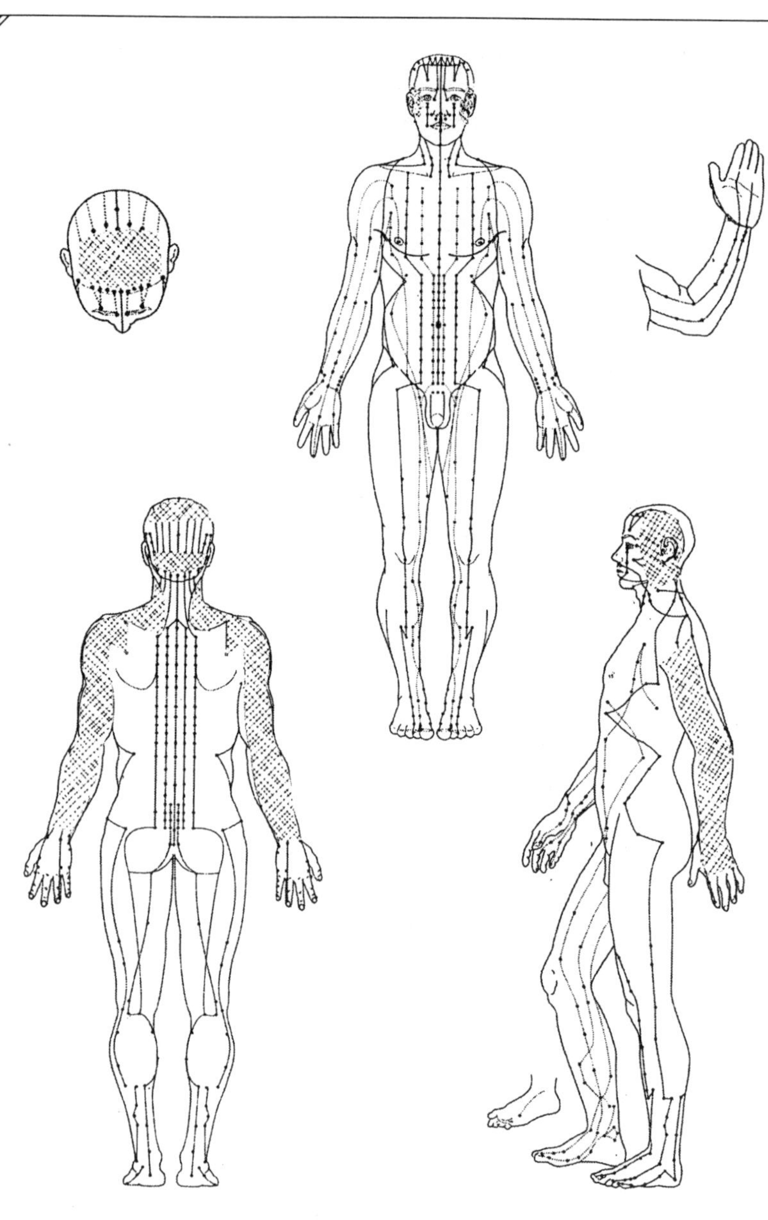

圖 20　耳疾綜合症：參照理療圖

病程：三多年

主訴症狀：感冒引起嚴重的中耳炎之後，聽力減退、頭痛、全身不適等。經刀療法全身檢查後，除了耳疾之外，內分泌、肝膽、等功能皆不好。因而治療初期全身治療並加強患部。經過幾次的治療，已漸漸恢復以前的聽力。全身不適的症狀也消除。

※症例 2

【化膿性中耳炎是鏈球菌、葡萄球菌入侵中耳】

患者：男性，三十九歲，體操教練

病程：一個多月

症狀：耳痛、發熱、聽力減退、耳漏臭味、頭痛、疲憊。

療程：每日在患部治療兩次、全身治療一次。經兩星期治療一切恢復正常。

此症為細菌感染，刀療法治療配合西醫耳鼻喉科治療，是最快速有效的治療方法。

兩者治療過後，不再化膿流膿時只用刀療法治療。

【耳硬化症、老年性耳聾】

年齡增長是絕大多數聽力缺失者最常見的原因，但是聽力缺失程度因人而異。

聽力缺失患者男性多於女性。老年性耳聾是一種傳感神經性的聽力缺失，多見於老年人，是內耳中連接耳蝸的微細毛狀細胞退化引起的。這些毛狀細胞能將聲音電脈衝傳送到大腦的聽覺部分，由大腦接收處理。還有意外事故或長期在噪音過大的環境中，都會使這些細胞受損。

【老年性耳聾】

※症例

患者：男性，六十九歲，退休公務員

病程：四年

主訴症狀：重聽、視力減退、疲憊、全身不適、便秘。

經檢視後已知是老年性耳疾和全身老化疾病。

療程：每日在患部治療兩次、全身治療一次。經兩星期治療才恢復每日一次正常治療。經治療後聽力、視力逐漸恢復中。

以上建議患者的飲食應該與心臟患者一樣，即低脂肪、低膽固醇，多吃水果蔬菜、全五穀類、酵素等食物。這種飲食及有益健康的生活方式，不僅能保護聽力，而且能防止心臟病發作或中風。

呼吸系統疾病

【哮喘】

哮喘是一種慢性病，患者的支氣管會對一般的無害物質或環境作出過度反應。若這種觸發因素進入氣管，氣管就收縮阻止空氣進出肺部。很快氣管就發炎，氣管內壁會分泌黏稠的黏液，結果引起喘鳴、咳嗽和呼吸困難。嚴重的哮喘發作有生命危險。

觸發哮喘的因素因人而異。最常見的過敏原（例如花粉、動物毛屑、灰塵）、刺激物（例如污濁空氣、煙草煙霧、香水化妝品、化學品和冷空氣），還有某些食品添加物、食物、阿斯匹靈、焦慮和緊張、不當的運動。刀療法參考圖 21。

※症例

患者：男性，六十歲，油灌車司機

病程：三十年

主訴症狀：自小學時代一次重感冒痊癒後，至今每逢氣候變化或空氣污濁即發作，胸口氣急喘息不止痛苦不堪，嚴重時需住院治療，後來也隨著年齡增長懂得如何照顧身體，一直到三十歲那年因再次重感冒後，哮喘復發到至今身體未健康過。

療程：初期每日治療一至二次，經一星期後症狀逐漸減輕後改為每日一次。並且治療後配合水療法加強肺活量，靜坐消除緊張。

指導注意日常飲食生活，養成不吸煙、拒絕二手煙、避免吸入冷空氣、外出戴口罩。

經過一段時間後治療後，十年來哮喘未曾再復發，可惜直到今年發現脾臟癌沒來得及治療去世了。

【咽喉炎】

咽喉疼痛的原因很多，但通常表示咽部（從口腔後面延伸至食道）發炎。常見的咽喉疼痛的有以下幾種：

流行病毒感染、感冒這是最常見咽喉疼痛的原因，

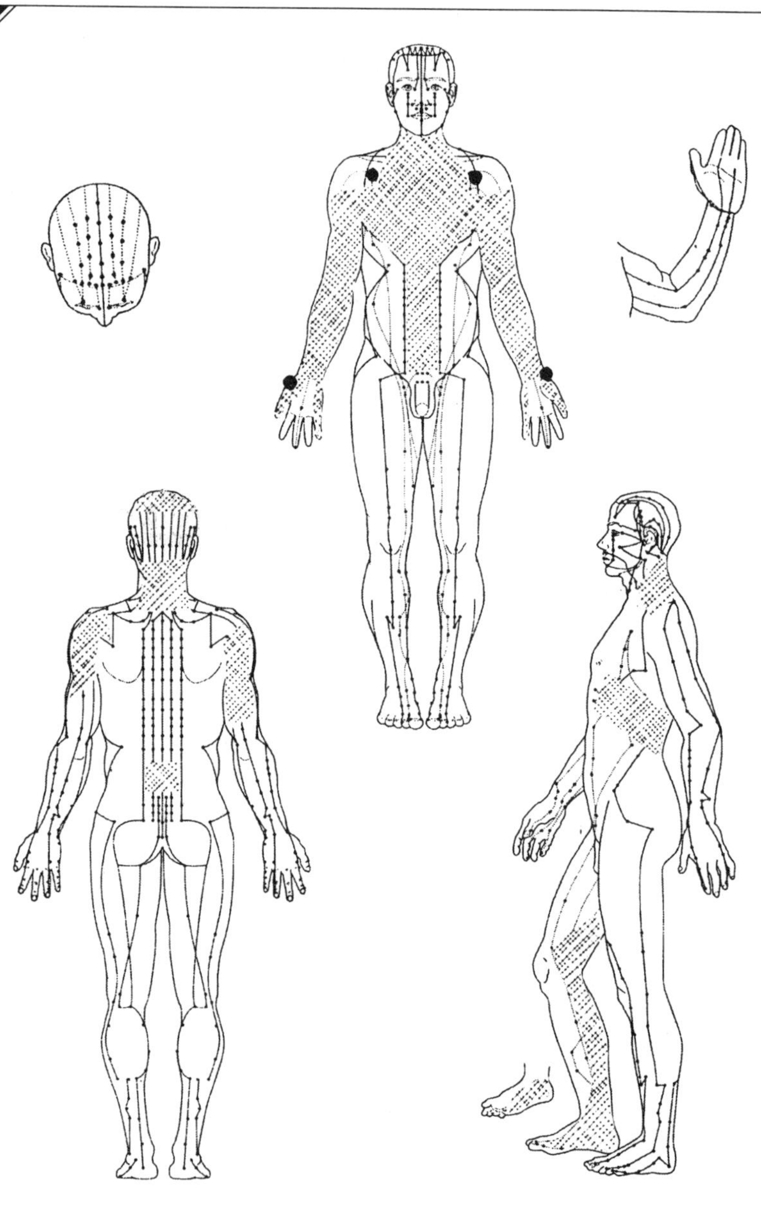

圖 21　哮喘：參照理療圖

通常伴有發燒、肌肉酸痛和流鼻涕。還有單核細胞增多症、病毒性肺炎也會導致咽喉疼痛。

細菌感染；由鏈球菌引起的咽喉疼痛，疼痛劇烈伴有發燒。這種感染大多數見於五歲至二十五歲的人，若不及時治療，細菌感染會蔓延至其他器官，可能導致心臟或腎臟永久損害。刀療法參考圖 22。

※症例

病者：女性，十三歲，學生

症狀：感冒、咽喉疼痛、發燒、肌肉酸痛、發音沙啞。

經治療後即迅速退燒，並配合水療多喝水，經二次治療後病痊癒。

消化系統

【十二指腸、胃潰瘍】

潰瘍病是一種發生在胃或十二指腸部位的反覆發生的慢性疾病。當大腦皮層遭受過度持久的刺激，整個人體就會出現一系列的病現狀態，胃腸道也不例外。臨床上常見潰瘍病的發生，和病人的情緒緊張焦慮、意志不安、體力過度疲勞等有密切關係。

潰瘍病多見於青年與壯年時期，尤其可見生活功力所引起。

潰瘍病是一種慢性病，起病後漸漸地來的，病人常常不會注意，等到腹痛明顯，就醫時往往都已超過二～

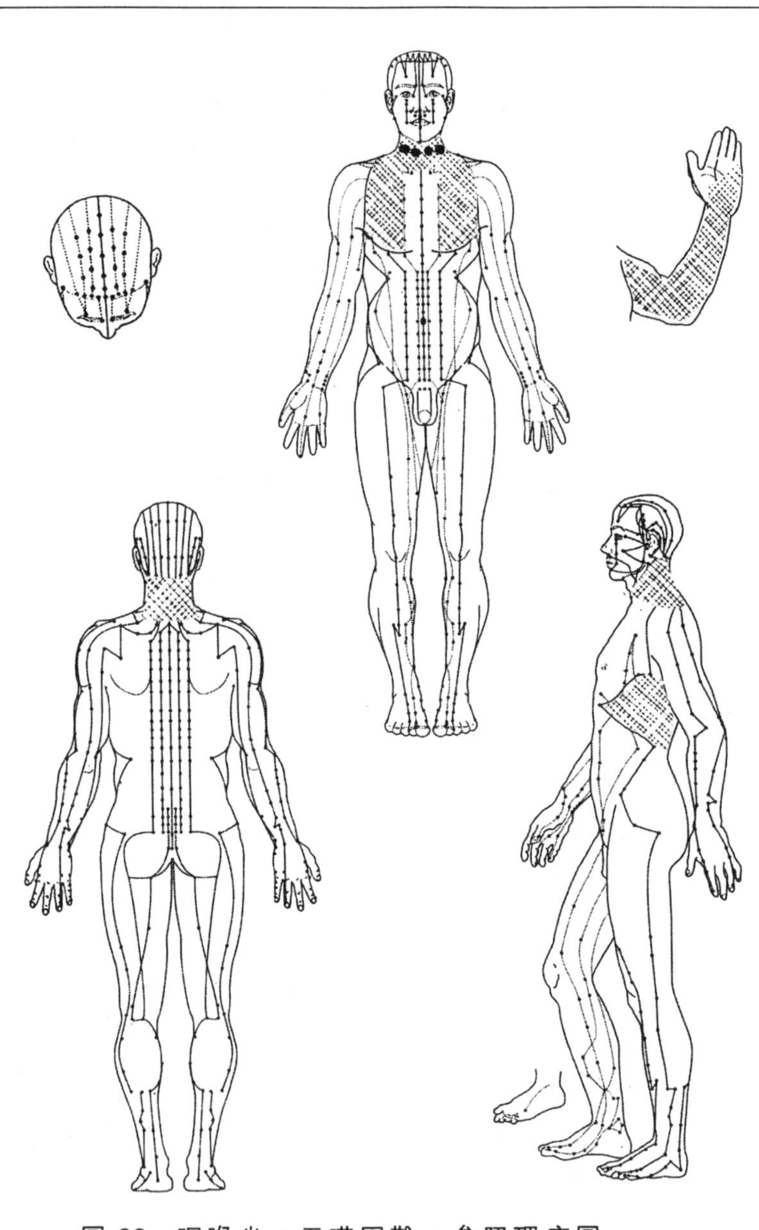

圖 22　咽喉炎：吞嚥困難：參照理療圖

三年了。

病發多數在晚秋，早春反覆後發，也可能氣候突變，體力過勞或飲食失調等誘發。刀療法參考圖 23。

症例：胃潰瘍

患者：男，53 歲，職業會計

症狀：經醫生檢查為胃潰瘍和十二指腸潰瘍。

病程：10 年，時好，時壞。

療程：每星期 4～6 次。

首次療後；飯前後痛怠有明顯緩解，次後治療都有進步。而且精神也比以前好。在治療這段時期，同時教患者改變生活習慣，並且配合正確飲食方法，經短短兩個多月，病告痊癒。

症例：【腹脹】

類似此病例，中年男女患者不少，多被認為胃肌疾病，因而都服用胃藥，僅能一時緩解，有時候也經常誤診為心臟病。刀療法參考圖 24。

患者：女，48 歲，家庭主婦

病狀：腹脹，胸悶。

療程：每星期一～二次。

經治療一次立即見效。

肝炎、黃疸

肝炎疾病，分為急性與慢性兩型。

急性肝炎通常皆以黃疸、發熱肝腫大壓痛為特徵，

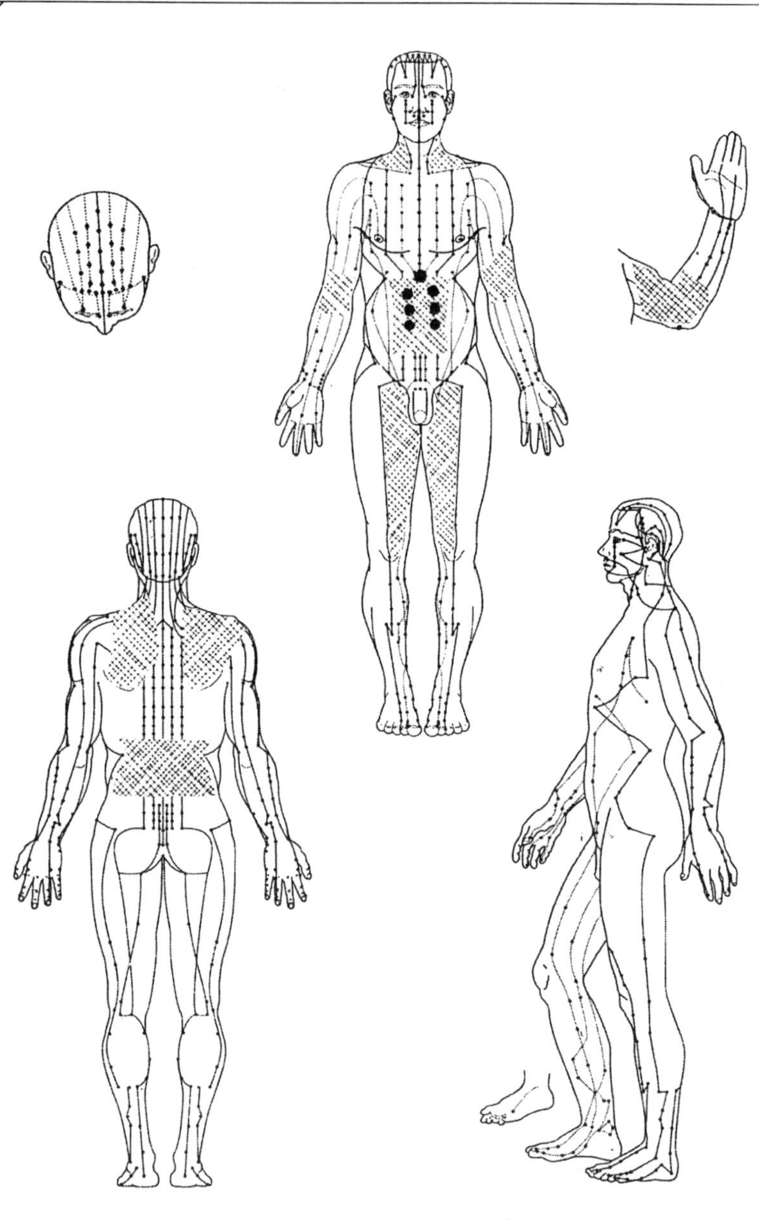

圖 23　胃、十二指腸潰瘍：參照理療圖

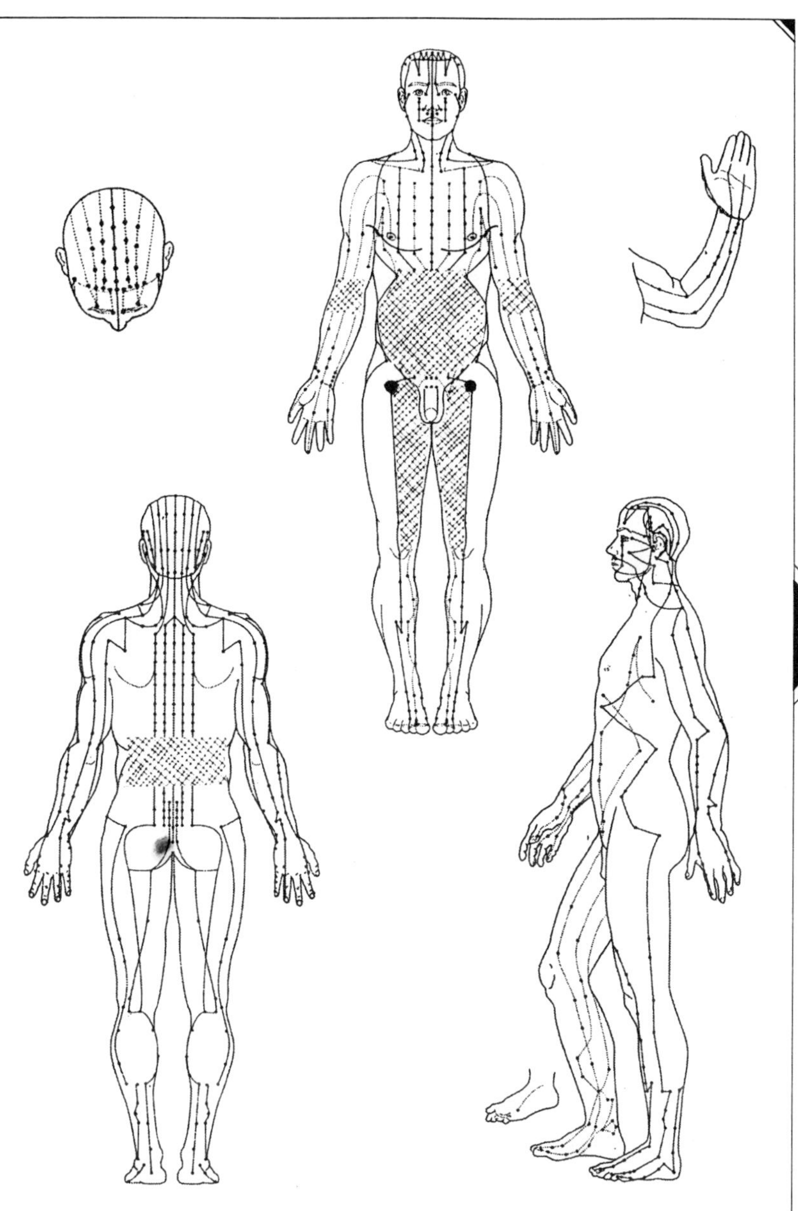

圖 24　腹部悶脹：參照理療圖

一般病人在病發前無臨床徵候，頗為健康的樣子。刀療法參考圖 25。

例：【急性肝炎】

患者：女，49 歲，家庭主婦

症狀：右肋骨下方壓痛悶脹，尿液顏色如濃茶、胃腸不適、體力不繼。

病程：即病即醫，每星期三次。

經幾次治療症狀明顯緩解。

建議配合藥物飲食，病情很快就痊癒。

皮膚疾病

皮膚為保護人體之一大器官，約佔成人體重的百分之十六，其機能之複雜，不亞於肝臟，除了保護作用外還能調節組織的水份，還合成膽醇，而使其轉變為維生素 D，製造抗體調節體溫既是良好絕緣體，亦是面積廣大而多方的感覺器官。

對於引發皮膚疾病的原因，大都從現狀的細菌、病毒加以分析，以對症的藥物將細菌病毒消滅，但不少皮膚病變經過藥物治療後，雖然得到暫時抑制，但過了一段時間後又告復發。還有些經過十幾二十年的醫療，亦無法痊癒。

【皮膚敏感】

皮膚敏感是一種常見的疾病，其原因未明，有些可不藥而癒，有些經過醫療而癒，但有些則醫藥束手無

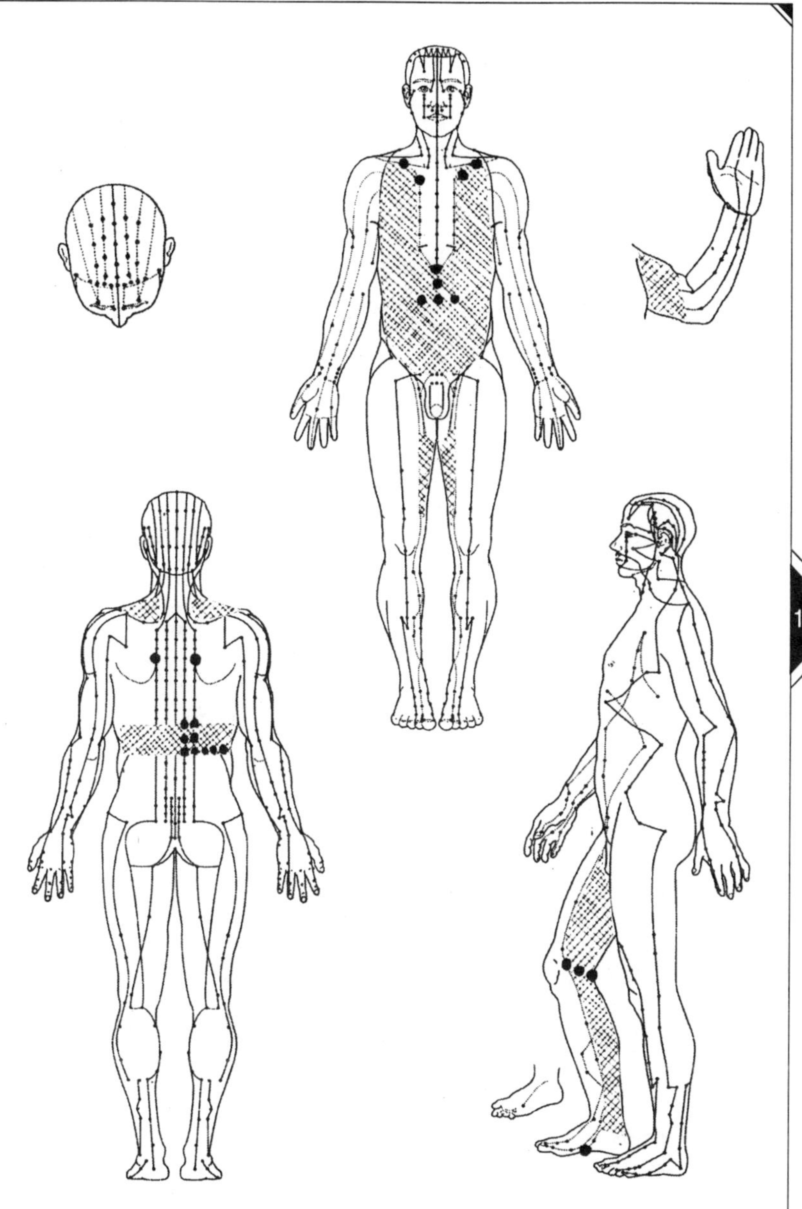

圖 25 肝炎、急性肝炎：參照理療圖

策；目前醫療法，除使用藥物外，以禁食具有敏感原素之食物或生活上的居住環境找出過敏原，減少過敏原存在而無其他方法。刀療法參考圖26。

※症例

患者：30歲，女，職業婦女

症狀：敏感時，全身出現疹斑，奇癢無比，導致夜裏無法安眠。

病程：10年，每次病發時，打針、吃藥，其列禁食之食品之多。在生活感到困擾。

療程：每星期3～4次

初療（試刀），結果對刀沒有過敏，每星期3次；治療過程中，難免食物中有關過敏原素，盡量避免食用，應用刀療深層刺激，讓自體產生免疫力，自療自己抗過敏原。

本病須較長時間治療，慢則一年痊癒。

【攝護腺肥大】

攝護腺肥大，多發生50歲以後，早期尚未產生尿流阻塞而僅有頻尿，有時會尿急卻無法排尿的困難。嗣後逐漸產生阻塞現象，排尿時間延長；到最後會有溢性的尿失禁，有時在恥骨上區域會有劇烈疼痛感。刀療法參考圖27。

※症例

患者：男，60歲，商。

症狀：尿流量細小，須3～10分鐘。每天每次尿急

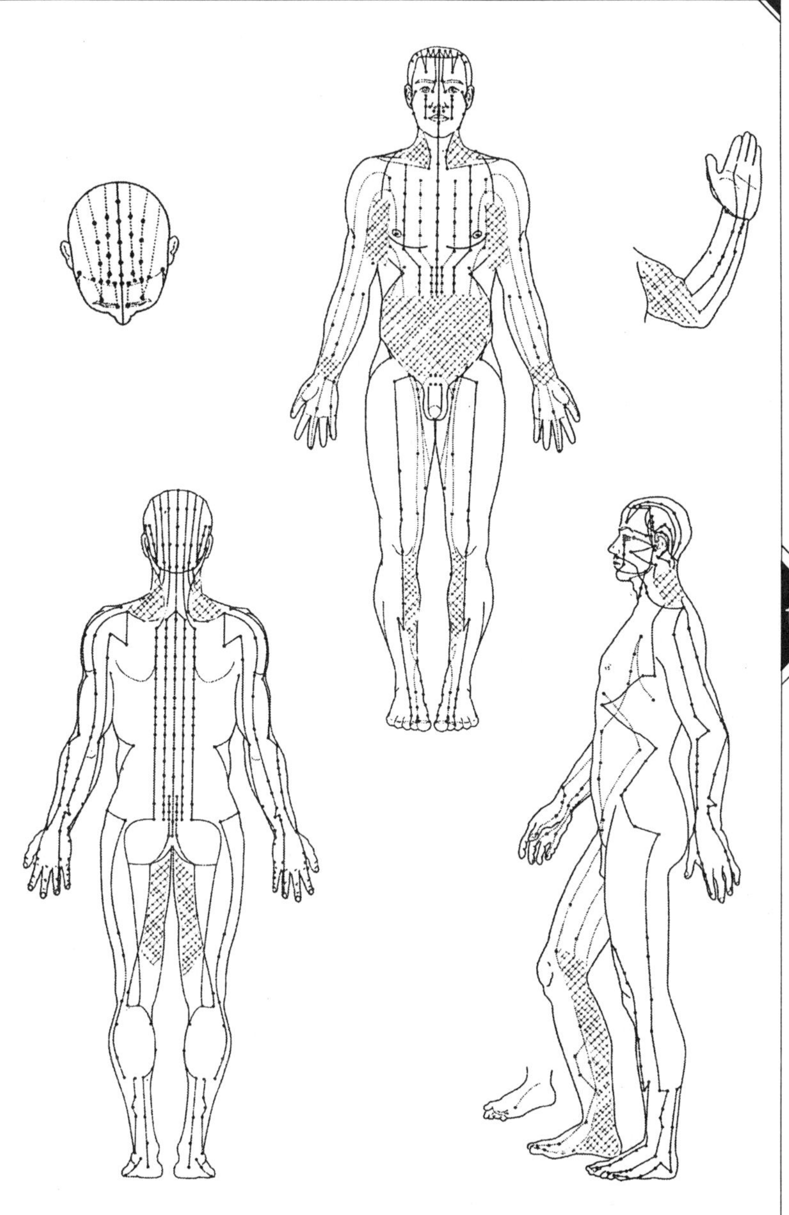

圖 26　濕疹、皮膚過敏：參照理療圖

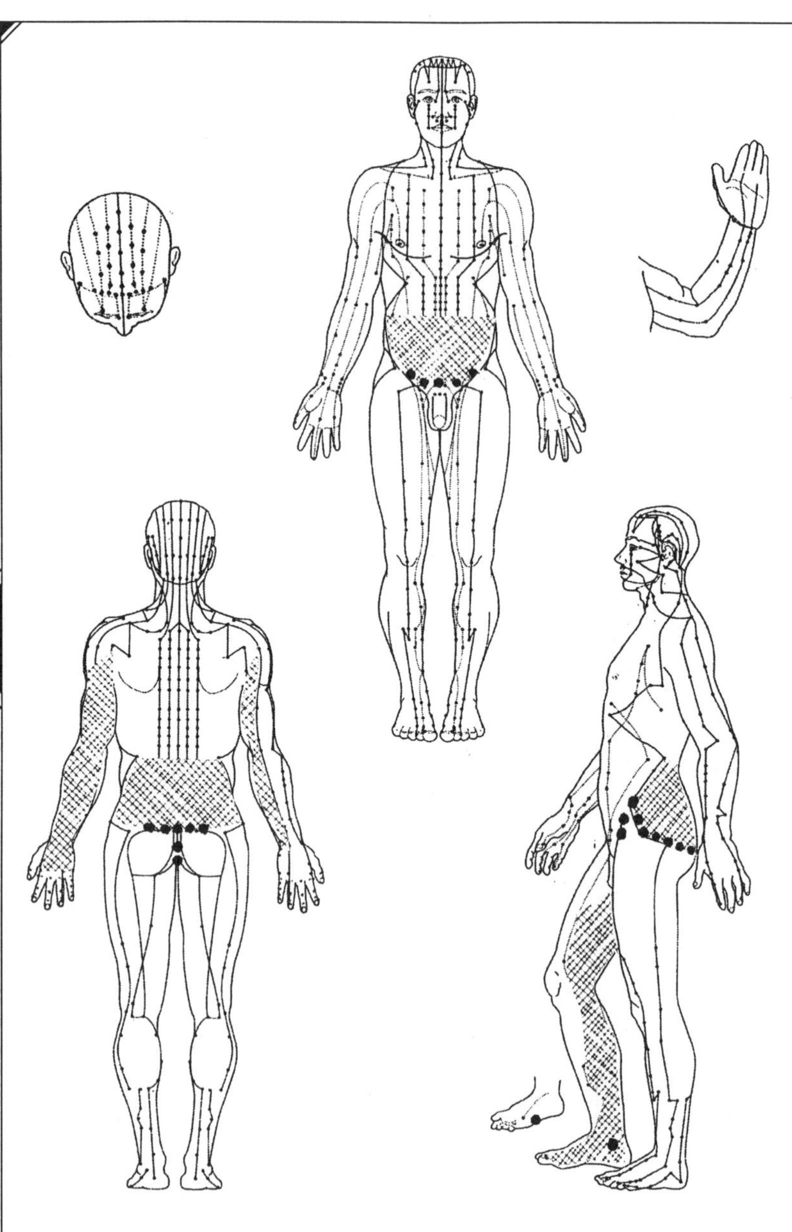

圖 27　攝護腺肥大、發炎：參照理療圖

又尿不出來。

療程：每天2次，經過幾次刀療後，尿流量增大、順暢，改善許多不適應症直到恢復正常。

神經痛

神經疼痛的疾病，變化多端，有些雖然屬同一類型症狀，但其所影響之範圍各異，日後之治療區亦相對增加其複雜情況，只有在刀療後所反應敏感痛區予以適當之治療，方消除不適症。

【坐骨神經痛】

坐骨神經痛是指坐骨神經通路及其分佈範圍的疼痛，是臨床上常見的病症。有原發性、繼發性、反射性三種類型。

原發性坐骨神經痛是坐骨神經本身發生病變，大多數和感染有關，受冷常為誘發的因素。繼發性坐骨神經痛，是因該神經通路周圍臨近組織病變所引起，如腰椎間板突出症、脊椎關節炎、椎管內腫瘤以及骶骼關節盆骨等部位產生病變，機械性壓迫所致。反射性坐骨神經痛是由背部某些組織遭受到外傷或炎症的刺激，傳到中樞造成反射性地引起坐骨神經痛。刀療法參考圖28。

※症例

患者：女55歲，家庭主婦。

症狀：坐骨神經痛、走路疼痛、背部腰部疼痛。

病程：3年，曾經治療過未得到良好的療效，時好

註：坐骨神經痛原因相當複雜，
憑反應引導理療。

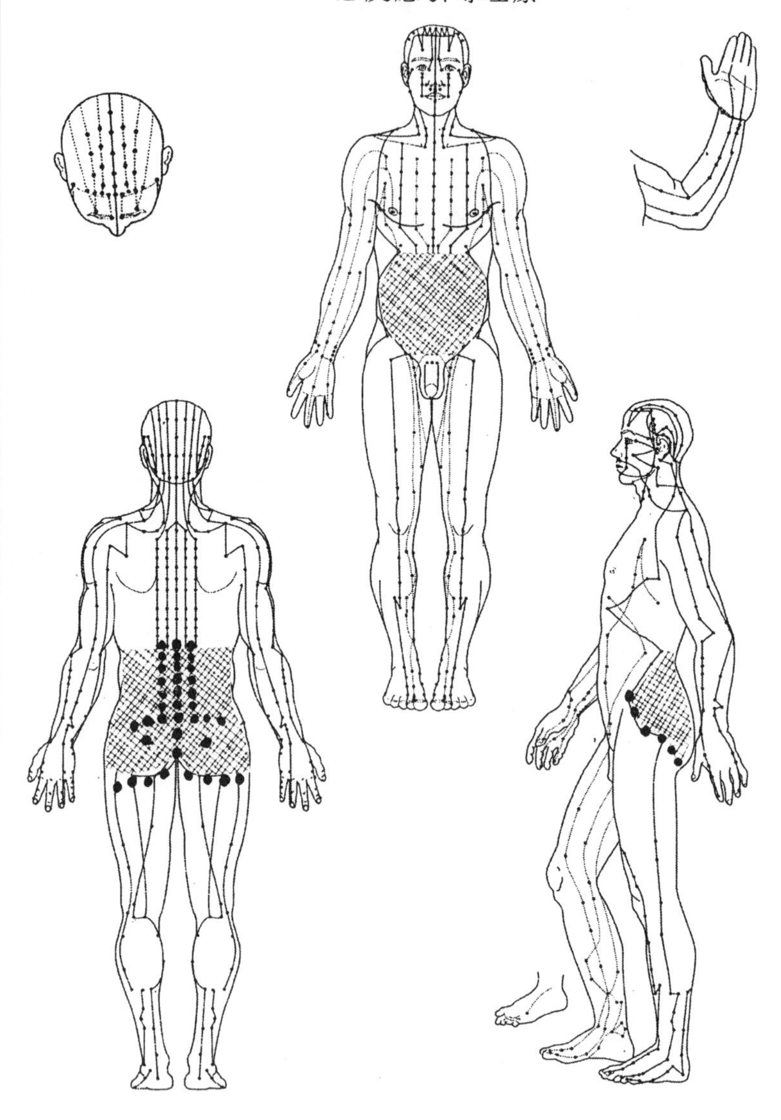

圖 28　坐骨神經痛

時壞。

療程：每天一次。

在坐骨之周圍刀療治療敏感區，其痛如裂即刻得到緩解痛感。經全程治療後痛感完成消除。

病患配合飲食和減輕體重定得痊癒。

【肩周神經痛】

患者：女 36 歲，職業婦女。

症狀：左肩劇烈疼痛，僵硬不能扭轉，高、穿衣須人幫忙。刀療法參考圖 29。

病程：1 年。

療程：每天一次～二次。

在治療過程中的特徵，左肩脅及肩膊治療時，感覺筋絡向上拉扯並呈鬆弛緩解痛感，經幾次治療後疼痛完全消除。

【五十肩】

五十肩就是肩周炎患者由五十到七、八十歲都有，而五十歲左右為最多，日本人稱為五十肩。病源與肩周神經痛不同。

台灣地區是海島型氣候，空氣潮濕、夏天酷熱，因此罹患此類病症頗多，嚴重者會影響日常生活作息、睡眠，甚至於工作。

治療時，須配合運動手來復健，很快將可得到痊癒。

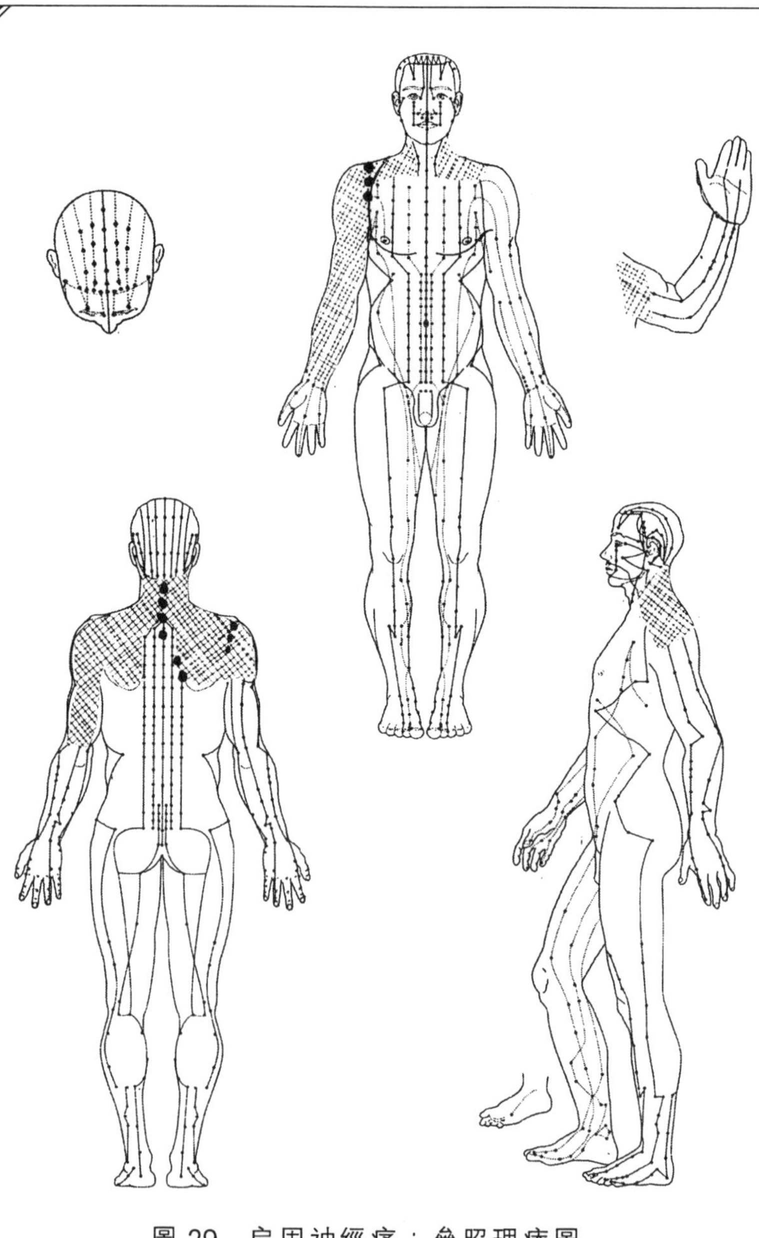

圖 29　肩周神經痛：參照理療圖

婦人病

【子宮頸炎】

子宮頸，在結構上是抵禦陰道內病源體侵入子宮腔的重要柵欄，但它本身卻可能受到各種病源體的感染，造成發炎、子宮頸靡爛。刀療法參考圖 30。

※症例

患者：女，44 歲，家庭主婦。

症狀：腰酸、下腹部施壓會感不舒服，尿頻、尿急、灼痛。

病程：3 個月。

療程：每日 1 次，大約十五日

配合西醫消炎，再以中醫調理身子；症狀很快即可完全消失並痊癒。

【閉經】

凡女性從未有過月經者，稱原發性閉經，多數由先天無子宮或無子宮內膜，或某些病變導致內膜萎縮，功能衰退，月經自始未能來。

若有月經而已發生三個月以上無月經，稱為繼發性閉經，閉經也是比較常見的現象。

病理性閉經可由各種原因引起：

1. 精神壓力、長期憂慮、恐懼、緊張。

2. 營養不良及缺乏維生素 A、B、C、E，葉酸等，對性機能有一定影響。

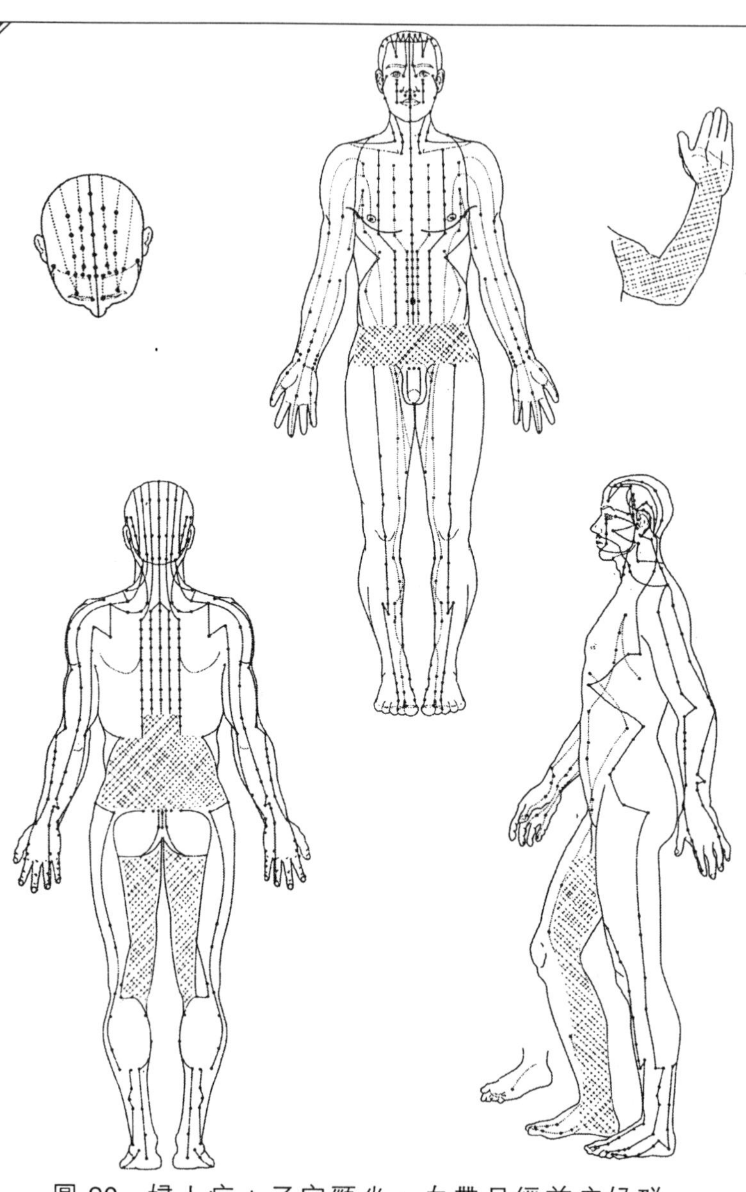

圖 30　婦人病：子宮頸炎、白帶月經前症候群
參照理療圖

3.子宮的病變，如子宮內膜嚴重的感染，子宮內膜結核、子宮內膜萎縮，使內膜對卵巢激素的刺激缺乏反應，造成無月經。

※症例

患者：女，33歲，未婚

症狀：初期月經後逐漸減少，之後間隔停經；如是已經3年，最後無月經。

病程：3年

療程：每日1次，三個月後痊癒。

治療期間配合維生素穀物，心理療法即得很好療效。

【經痛】

凡在經期前後，或在期中發生腹部疼痛，或其他不適者稱為經痛。經痛部位多在下腹部，有時也會反射到後腰、上腹部、陰部、肛門及其他部位。

經痛原因：

1.子宮或卵巢、輸卵管、骨盆腔的發炎性充血。

2.子宮位置不正常或子宮頸管的狹窄，經血排出不順暢。

3.子宮肌發育不正常，肌張力異常，過度緊張或容易收縮，雌激素不平過高，子宮肌緊張。

4.中樞神經系統或子宮外周邊神經調節功能發生障礙，或敏感，也可能造成經痛的因素。

※症例

患者：女，24 歲，未婚，公務員

症狀：月經初期及經期中疼痛劇烈

病程：多年

療程：每星期三次

初療痛感緩解，繼之消失。

感冒、流行性感冒

感冒、流行性感冒，對臟腑之創傷甚鉅，可能引起併發症，遺憾終生。

治療感冒除培養菌對抗，就是只靠本身增強免疫加自療治療以外，沒有其他方法。刀療治療感冒是全身治療，並配合多喝水、維生素補充，以理論是縮短感冒時間，並減少併發症。刀療法參考圖 31。

物理性因素受傷、筋肌勞損

刀療對筋肌勞傷、物理的傷害有好的療效。

軍人、職業運動員、體力勞動者，經過一連串作業，其中有些固定一種方式操作單種姿勢，日復一日，經過長時間操勞，如無適當休息，其筋肌神經不易鬆弛、消除疲勞，長時間之筋肌神經緊張，則易發生持續神經變異。

如在下肢發生筋肌緊張，尤以已結節時，極易發生扭傷或摔跌，因而造成嚴重之損傷，雖然經治癒的傷患，往往無法消除結節摒除筋肌，神經緊張，因而使下

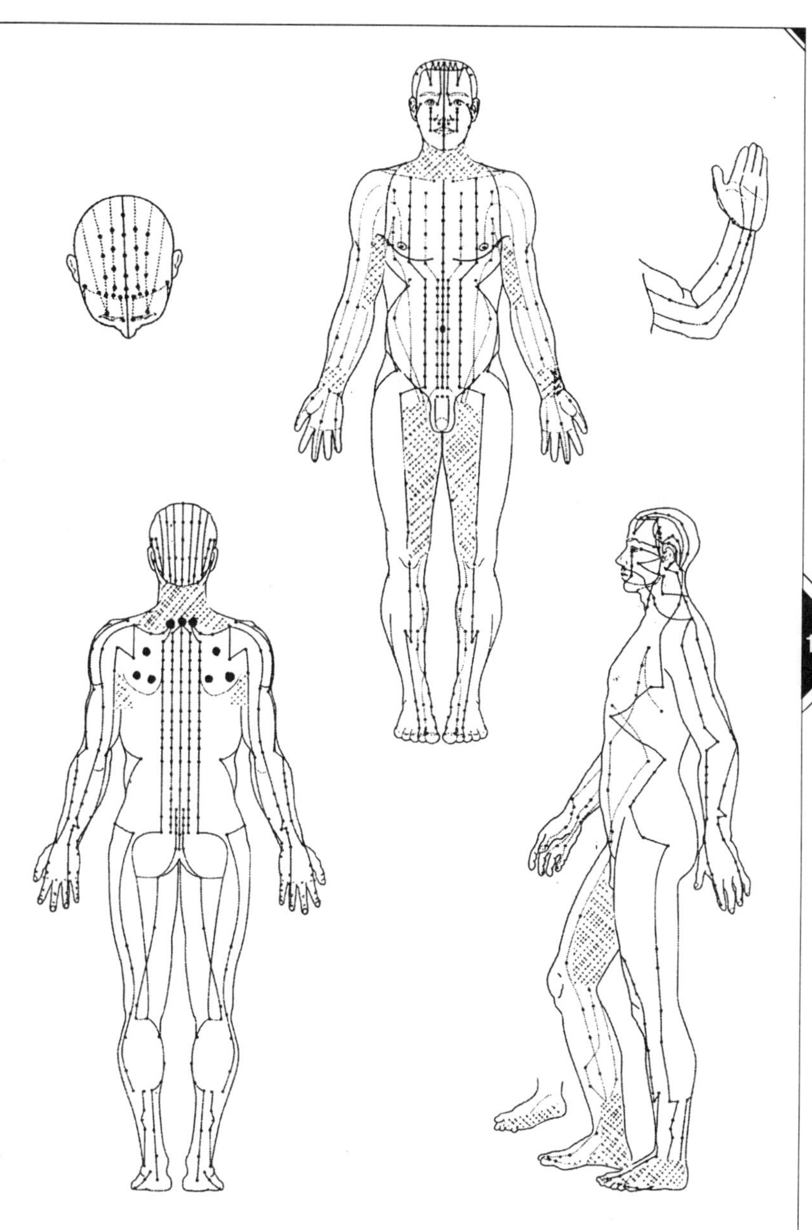

圖 31　感冒、流行感冒：參照理療圖

肢無力感，上肢操勞者亦因同上述原因，易發生同類型之病。刀療法參考圖 32～①、②。

【筋肌勞損】

※症例：摔傷、腫、痛、扭傷。

傷者：男，38 歲

病程：4 天

療程：每日 2 次，療 4 次痊癒。

初療後痛感，消腫，療完 4 次後可以走路。

【關節炎】

※症例

患者：男、62 歲、職業公務員

症狀：腳踝膜發炎、腫大劇痛、腳不能著地、無法行動。

療程：每日一次～二次。

在病灶反覆治療，腫脹即消解 60%痛即消除，步履亦感輕快，配合改變飲食習慣，直到痊癒。刀療法參考圖 33。

【膝關節炎】

※症例

患者：男性、50 歲、計程車司機

症狀：膝蓋關節劇烈疼痛、微腫。

病程：即病即醫

深夜發作，膝蓋劇烈疼痛如刀刺，無法行動。初療患部刺點砍治療，30 分鐘後疼痛減輕，行動還有一點

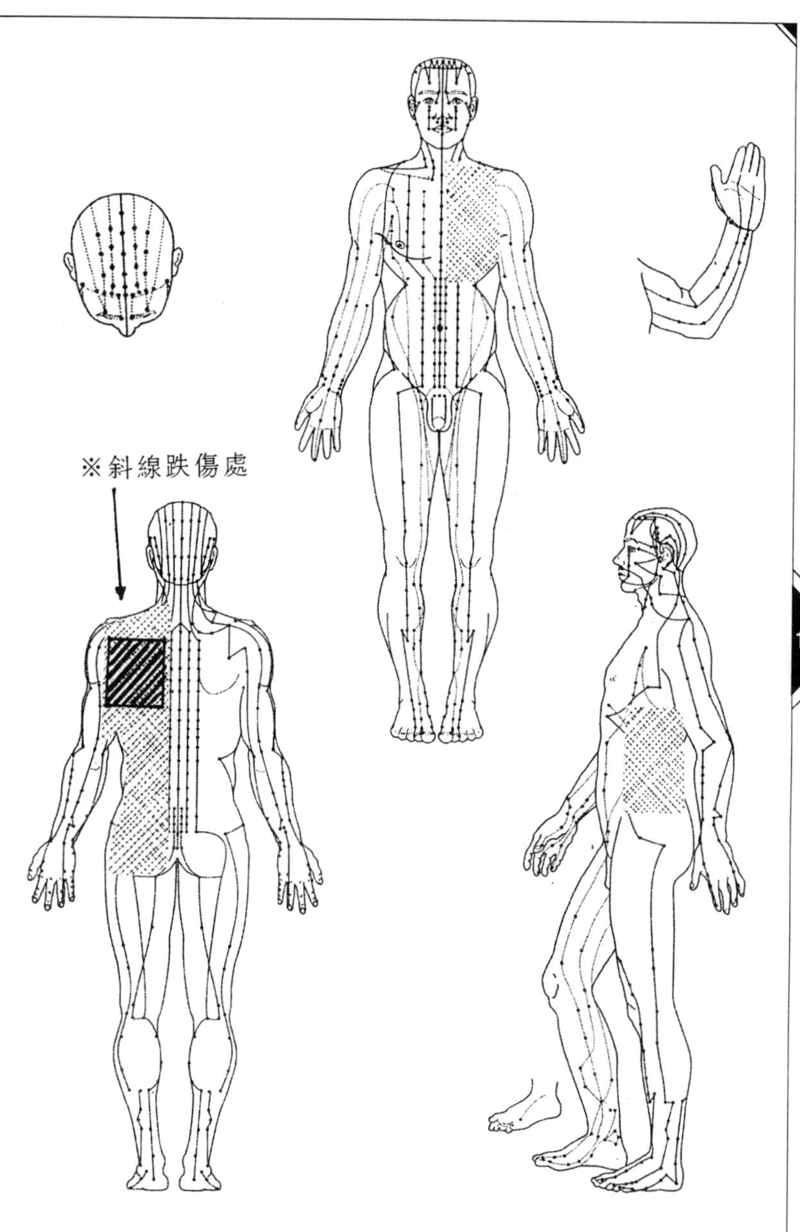

圖 32-①　物理性因素受傷：筋肌損傷參照理療圖

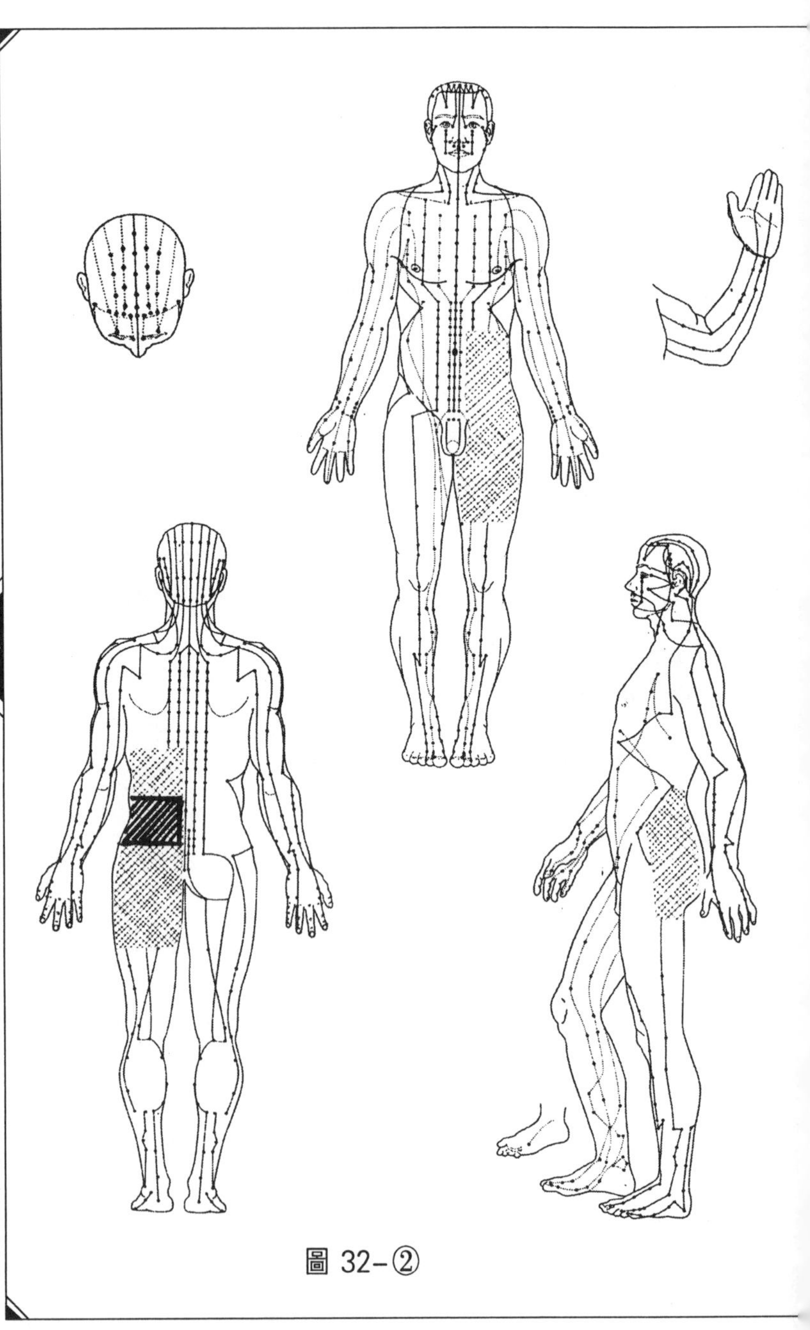

圖 32-②

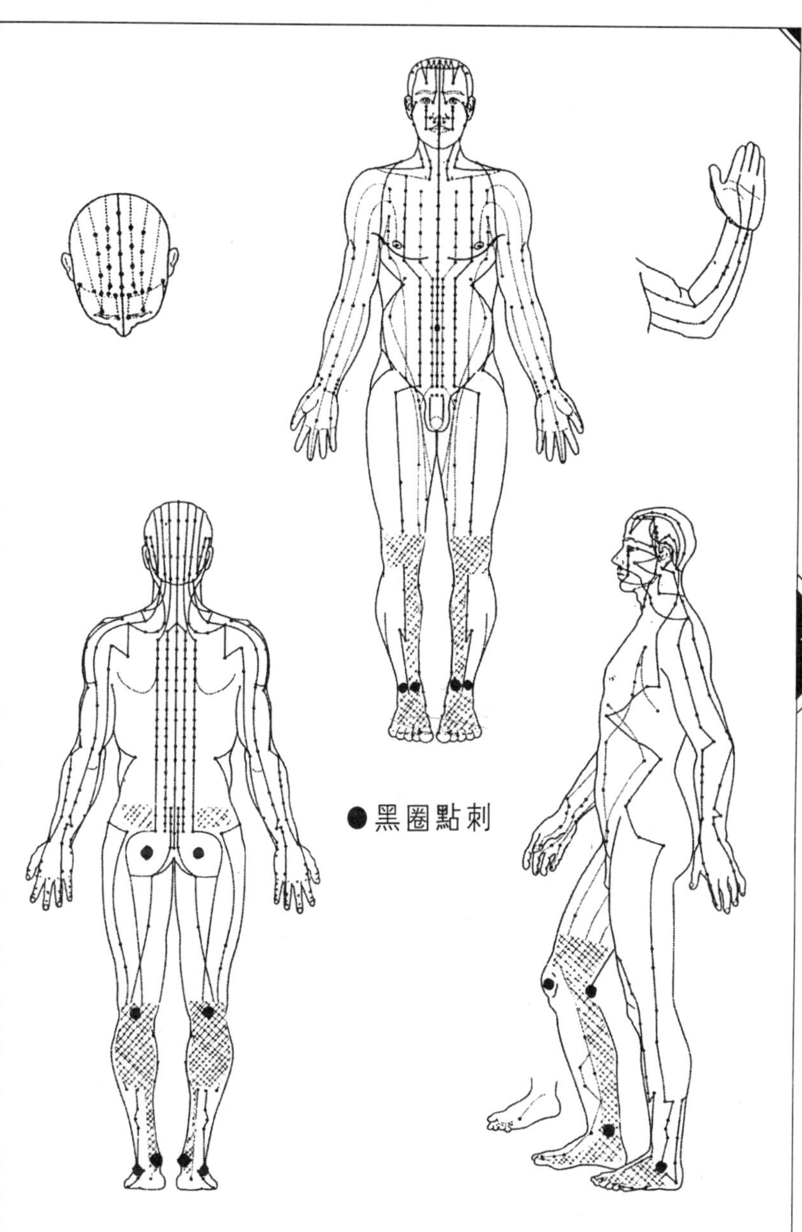

圖 33　關節炎：參照理療圖

痛，但可以忍受，續療一次腫全消，疼痛亦消除，回復正常後，最好配合運動改變飲食習慣。刀療法參考圖34。

總　結

本章所報告臨床實績與病理探討，是根據西方醫學為主，選擇比較常見的生理組織發生病理變化的症狀為例，而皆使用刀療法在患者身上所反應的敏感引導，以作為理療的說明。

根據已有的實驗理療紀錄，從臨床中證實，而發現病灶與理療點和臟腑發生病變的關係，如下述的概念：

1· 經絡和免疫系統在人體中有特殊互相作用與其對治療疾病佔有很重要的地位。

2· 臟腑組織與功能，具有相互依存、相互制約、相輔相濟、互相調節的作用是不能分開的。

3· 根據皮膚上的敏感反應顯示就是病源所屬，甚至於觀測已發生的疾病和預知潛伏在的疾病。

4· 臟腑在發生病理變化中，而尚未顯現臨床徵狀，但生理器官實質上已受損潛伏在病態中，從刀療後敏感反應中可知已經在發生病態，憑此客觀指標而發現疾病的病源。

5· 患者對施刀者要有信心，必能得到良好的療效。

6· 刀療法簡便於檢測、理療、預防疾病，有系統、易學、沒副作用、安全可靠。

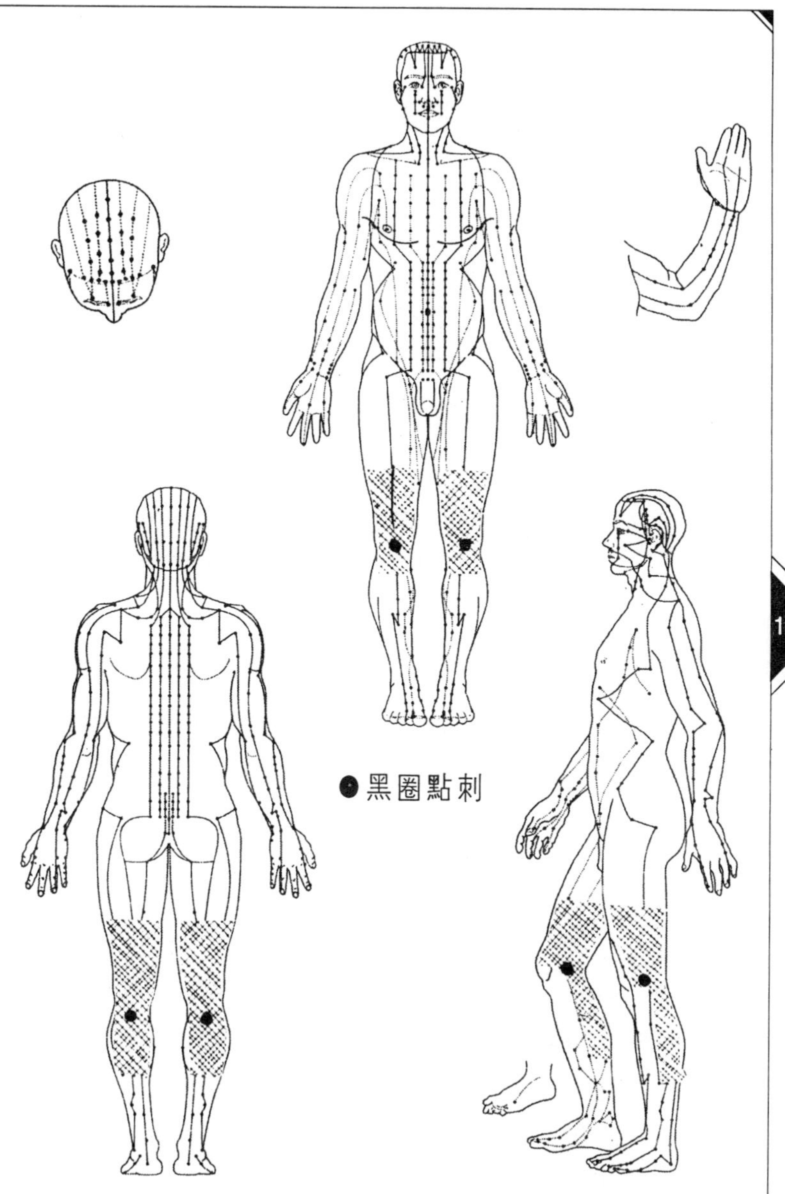

圖 34 膝蓋關節炎：參照理療圖

附錄①　癌症

①柏金生綜合症、②肝癌末期治療、③咽喉口腔癌、④肺癌、⑤鼻咽癌。

本附錄所列柏金生綜合症，雖然效果立竿見影已見轉機，惟尚未痊癒，但不失為檢討、參考資料。

【柏金生綜合症】

病例：

記得我剛學會刀療法時回來，第一個治療柏金生綜合症是一位才三十幾歲的年輕人。當他來求治時已經患病二年了，在治療過程顯現非常好療效，他感到非常有信心，連續每天治療一次，治療約半年的時間，手腳不抖、講話不反覆、記憶進步，從外表上一點也看不出患有柏金生綜合症的人，我和他都認為病已痊癒。

可是沒想到因工作關係被駐離島才一年的時間，回來再來找我，看他一臉失望樣子，我也不知道該什麼話安慰他，因為他的身體外表顯現的樣子和未治療前一樣，因而也讓我知道要治療柏金生綜合症患者是需要長期配合奮鬥治療的。

柏金生綜合症理療過程，顯現的機轉效果都非常好，可是如果停止治療又會慢慢的還原，想患者如一發現得病即施治療，應使可痊癒吧！

以下是治療多例癌症中的幾個讓我感到非常痛心案

例。

【肝癌】

病因還不明確，可能和下列有關；①喝酒引起肝硬化，②營養不平衡缺乏維生素 B 和蛋白質，③A、B、C、D 型肝炎，④慢性腸胃膽道感染，⑤職業因某種化學引起。

肝癌有兩種，一種是其他器官的癌如胃癌、肺癌等移轉到肝臟的，稱為續發性的肝癌；另一種是本身發生的癌，稱為原發性的肝癌。

肝癌是一種嚴重的疾病，一向被認為是絕症，續發性的肝癌的發生，表示病入末期無法治療，而原發性肝癌早期症狀不明顯，同時發展很快速，往往等到診斷明確病症都很難治療了。

肝癌症例：1

於十一年前經友人介紹，去治療一位肝癌的人，他是從事印刷業，他得肝癌不知道是否和工作有關係？不得而知。記得第一次見到這位病人時，那張臉真的是永難忘懷，可說是皮包骨連講話的力氣都沒有，就好像見到一個活骷髏人一樣。

一開始治療時病人全身疼痛萬分，皮膚還分泌出惡臭黏稠的體液，而且刀子只要砍過他的身體，刀子就變黑變銹變鈍，馬上又需再磨刀，才了解在人體內的毒素是非常可怕。

由於剛開始他有心希望身體健康起來願意配合，一天治療兩次，早、晚各一次，忍受在治療時的皮肉疼痛，身體也慢慢有起色。經兩個月的治療後，身體幾乎恢復到和健康人一樣工作，而且還能和太太行房，後來他自己認為已經痊癒，就從每天治療變成隔日治療，變成三天治療一次，變成一星期治療一次，再來變成一個月治療一次，最後用工作太忙為借口就不再治療。

他沒來治療這段時間我還是經常去探望他，他每天過的生活完全和正常人一樣。但我知道他並未痊癒，希望他的身體是真正的健康。同時，我也看到人性的貪婪，只顧賺錢和他人比較長短賺多賺少，沒有好好休息、不懂愛惜照顧自己的身體。使我覺得很痛心。

經過一段時間，他再來找我，我一看到他已知道最多撐不下兩三個月，只能告訴他好好把握最後時間。在最後這段時間裡我也盡心盡力，可是一切沒辦法挽救。也因為他讓我感受挫折感好久。

想如果病患能配合中、西醫、刀療、飲食做一系列的治療養身，應該會得到很好結果才是。

肝癌病例：2

續發性的肝癌。

患者：男、39 歲、書畫家

症狀：癌細胞已蔓延肝部、吃不下任何食物、骨瘦如柴、貧血、疲憊不願意動。

病程：原發病為胃部噴門惡性腫瘤一年半、發現轉移肝癌是三個多月而且是末期。

患者經住院檢查證實肝癌末期，而且只剩兩個月的生命，經刀療再配合中藥調理，身體也慢慢有起色。經兩個月的治療後，身體恢復到幾乎和一般正常人一樣，早上能運動，也吃得下東西，身體也長了肌肉。為了讓他了解生命的義意，要他看一些有關生命是無限的宗教書，為了激發生存的意志，特別鼓勵他重新再畫畫，他也開始畫。

在一切治療裡病情都在控制中，而且身體恢復得很快。沒想到竟然被一個地震嚇壞而奪走他的生命。

他的過世使我感到非常難過。因為發生地震時我們不在台灣，等我們回來時，就接到患者的電話告知：他的身體已被地震震壞了。我就馬上去看他，想不到只不過短短一個星期沒見，他的身體肝脾腫脹、皮膚臘黃、面貌全變了形，而且還不斷的說：「地震很可怕，震得跑不動，震得吃不下東西，震得內臟全移位了。」看得我很難過、聽得我好心痛，已經知道沒希望了。但我還是盡我所能幫助他，以最不痛苦走完人生路。

因為地震他過世所現出病狀，才讓我真正了解什麼是嚇死，在受驚嚇後，身體內竟然能產生那麼毒的毒素。也讓我知道往後在治療病患時，如何使患者對刀療法沒恐懼感，以便能得到最有療效。

【咽喉口腔癌】

病例：

患者是一位大卡車司機，已在做放射治療（鈷

60），來找我時，他頸部的皮膚是焦爛潰瘍，還不斷的在流淋巴液，嘴巴乾得已無唾液，每隔幾分鐘就要喝水，維持口腔的濕潤。他是被家人強押帶來治療的，因為他已經不相信一切的療法。

經很勉強接受治療潰瘍頸部後就破口大罵，因為在刀療時是非常痛，他認為家人是在故意整他，就氣憤的回家。當時我想他大概不會再來治療。沒想到早上治療，晚上竟然打電話來說：明天要再來治療而且還很高興的告訴我；他頸部潰瘍的部分傷口從未乾燥，現在淋巴液沒流了。

開始治療每天早晚各一次，連續一個月後，改為一天一次，病情越來越好，改為二天一次，他自認為身體已沒問題，又去開車賺錢，治療時間就變得斷斷續續，甚至於不來治療。就這樣經過六個月，我也只好警告他，病原復發就難控制，要他不能太累、該治療該吃的一定不能忘，好好照顧保養身體。一年半後他再來找我，已經病入膏肓我也無能為力。

我心感到非常痛、非常失望和無力感。為什麼人會那麼不配合、那麼不愛惜自己的生命！

【肺癌】

病例：

罹患肺癌的陳先生，是臺灣派出駐印尼的農業專家，經友人介紹才找到我。記得他來的時候是三、四人攙扶上樓，身體狀況很差，肺氣腫、積水、說話呼吸都有困難。見面就問用刀療是否會好？需治療多久時間會好？當時我也不知道，真的很難回答他，只有安慰勸導他放心治療不要急。一治療完，效果非凡竟然就自己走下樓，連我自己都感到驚訝。前後治療差不多一個月，身體狀況也比剛來的時候進步許多，可是他還是問同樣的問題。我也不知道要如何回答他。

後來才告訴我：他的女兒在美國讀書，不知道他的身體狀況，現在要回來結婚，不願讓她知道他的身體狀況，只希望能親手牽女兒步上紅氈給她祝福。真是天下父母心。當時我非常感動，但還不知道是否能達到他願望。還是只能勸他放心治療不要急。只有盡心盡力治療他。

每天治療一次，直到他完全相信刀療，放心的接受治療，沒想到治療效果非常好，才短短三個月的時間，身體已經恢復的像正常人一樣。同時也親手牽女兒步上紅氈。我也感到很欣慰，而且也證實刀療法對癌症有正面的療效。可是萬萬沒想到，他認為願望已達成，心無牽掛，願意蒙上帝召見，竟然放棄一切治療。

過了半年，因感冒去看病竟然是在醫院裡不小心跌倒，頭部受傷而引起併發症住院，等家屬來電求助時，我到醫院去看他，已經是回天乏術，只聽到他聲聲感謝而安詳的離開人間。

對於這位陳先生，只感到無奈與無力感。

【鼻咽癌】

病例：

劉女士是退休服裝設計家，是單親家庭，獨立扶養一個兒子，也因鼻咽癌做放射治療而變成耳聾、眼睛半瞎的殘疾，自尊心很強，不願意接受資助，家境非常清苦。

他是我治療過的癌症病患最合作、求生意志最強的人。經一年的刀療治療，癌症可說是完全控制了，也可以說是康復。因為在二年前（康復的十年後）曾在街上遇見而且還閒聊一下，知道她身體非常健康，也沒有在做任何治療或吃藥。

由於這個成功的案例感到非常欣慰，更了解施刀療法治療癌症，患者一定要十分的配合，而且還要有很強的求生意志，才能達到最好的療效，甚至於到康復。治療癌症病患必須付出很多心力，患者又無法充分配合，信心備受打擊而感到挫折感，所以，從此之後除非有特殊因緣願意配合，否則再也不會主動治療患有癌症的患者。

綜合以上癌症理療過程顯現的機轉，效果非常好，雖然效果立竿見影已見轉機，惟尚未痊癒，但不失為檢討做為參考資料。

附錄② 飲食與健康

筆者除了是刀療法傳人之外，是全富微生物科技研究開發技術負責人，也是世界環保自然農耕法的會員。我知道全世界有一群人默默的在照顧這個地球。我曾經下過一番功夫去研究，我們農耕地到底出了什麼問題，了解為什麼我們每年平均每人會吃 34 公斤的農藥原因。因而盡我所能去指導農民，盡量改善挽救這片有限生命的土地。

更了解人的飲食習慣和健康之關係、生活空間環境與精神壓力和文明疾病的關係，也非常清楚病原從何來，所以特別寫這篇附錄「飲食與健康」，讓大家今後飲食習慣能有所調整，身體能多一分健康。

食物中有哪些營養素，可以調節免疫系統？

㈠ **維生素 A：**可增加對微生物的抵抗力，降低感染。

㈡ **維生素 E：**維生素 E 是一種有效免疫調節劑。

㈢ **維生素 C：**維生素 C 為人體正常免疫功能所必需。

㈣ **鋅：**缺鋅會妨礙整個免疫系統，發生問題。鋅能直接刺激胸腺細胞，使其增殖，並使胸腺素分泌增多，以維持細胞免疫的完整性。

㈤ **鐵：**鐵是為哺乳動物所必需的微量元素，缺鐵會損害免疫功能。

㈥ **銅**：銅可增強中性白血球的吞噬功能。

㈦ **硒**：硒是一種非金屬微量元素，硒能增強體內免疫功能。

現代工業社會最容易吃出毛病

人有生、老、病、死之苦，是每個人都避免不了的，而往往人的病源大都是從口而入；一旦生了病，想痊癒也是要從口而入，還得加上幾個心，恆心、耐心、不變的心及舒坦舒泰的心，如此病才能獲得真正的痊癒。

飲食本來是一件最自然不過的事情，不需要我們費心思去分析的，但在現代社會中，我們的飲食習慣跟大自然的生態平衡越隔越遠。因為現在很多農藥問題、加工問題，表面上看起來越來越好的食物，實際上吃起來卻沒有一點營養。我們必須下一點功夫了解：到底我們現在吃的是些什東西？對我們身體有什麼影響？怎麼樣才可能維持健康的身體。

在 1930 年正是一個新舊交替的年代，當時還有一些地方保持著以前古老農業社會生活，一旦進入工業社會之後，健康的情形就明顯的下降。用什麼來衡量呢？最快和最明顯方法就是用牙齒的蛀牙來衡量。

一個社會如果吃比較傳統的食物，一般人大概 3 個人有一顆蛀牙，但是如果飲食改為比較工業化的食物，如罐頭食品、白米、白麵與白糖，平均每一人蛀牙有九顆。

從3個人有一顆蛀牙，變成一個人有九顆蛀牙，你想差別有多大？因為牙齒是反應出整個骨骼的構造結實不結實，如果骨骼的構造不堅強的話，蛀牙就會出現。也就是說，一個人並不是理所當然會有蛀牙，而是健康情形比較差的時候，牙齒才會出現蛀掉。

發現同一個家庭有兩兄弟，哥哥吃傳統的食物，弟弟則喜歡吃糖罐頭，兩個人中一個牙齒很好，沒有蛀牙，另外一個掉了很多牙齒。同樣一個家庭，遺傳差別不會很大，為什麼兄弟兩個，一個牙齒沒有掉，一個牙齒不好？歸根究理，就是飲食不一樣。由我們現在見到處處林立的牙科醫院也就知道生活飲食已經出了問題，威脅到身體健康。

當我們飲食由粗食改變精食之後，除了會產生風濕、骨頭畸形的現象，另外肺癆病也增加了。當然，現在肺癆病已經不是問題，但在30年代時，卻是一個大問題。

在山裏的人，吃傳統性的食物，例如：吃粗麵包，再喝一些羊奶，而且奶酪都是用自然方法做出來的，他們幾乎沒有肺癆病、風濕病。

五十年之後的現在，飲食又改變了很多。我發現真正健康的人很難得。每個國家有每個國家不同的疾病，實際上健康情形都很壞，它的原因就是我們現在飲食習慣跟大自然脫節了。

為什麼加工的食物會造成我們身體不健康？因為加工會使食物失去礦物質。比如說糙米與白米，差別在那裡？糙米和米糠含有豐富的礦物質與維他命，尤其是維他命B；去除之後，白米就沒有礦物質和維他命B。同樣的，紅糖裏有礦物質，白糖就沒有。

現代社會的通病是膽固醇高，一般人以為膽固醇高，是因為食物攝取所造成，其實不是。真正的原因是我們身體本身會自製膽固醇，而當新陳代謝不平衡時，膽固醇才會高。所以一個很簡單的治療方法，就是多吃紅糖或糖蜜，那是做白糖剩下來的糖漿，黑色的，裏面都是礦物質和微量元素，其中有一種礦物質叫做「面蜜利亞」，可以幫助膽固醇新陳代謝。

我們生活中所謂自然食物，像水果本來是很甜的，營養很高。一種食物的糖份和土壤肥不肥沃有關；肥沃土壤種出來的玉米，和土壤貧瘠種出來的玉米，糖分相差很遠，這是有科學根據的；甜的玉米比不甜的玉米營養好，這是大自然告訴我們的一種方法。現在不但在食物加工的時候去除了礦物質，農業為了提高生產量、增加收入，耕種時也破壞了土壤的健康。

古老的民族都有他們的一套，尤其中國的農人對待土壤就像金子一樣。中國這幾千年來，仍然可以保持肥沃的土壤，因為以前農民知道什麼時候讓土壤休息，什麼時候加自然肥，這就是取出什麼，就放回去什麼。

但是，現在的農業希望在很短的時間內，種出很多的東西，並且還要長得很快。

這只怪人的貪心，貪心想賺錢而大量加用化學原料，讓東西長得很快，長得很漂亮，而且收穫量很多；但是我們沒有加入從土中取出來的各種不同的微量元素，我們加進大量的只是所謂主要成份的化學肥料氮、磷、鉀，但微量元素卻沒有加入，所以使土壤越來越貧乏，所種出來的東西，卻是中看不中用。

我記得小時候吃蓮霧味道很香，現在還記得它的味道，現在吃起來就沒有以前的味道，這就是因為很多微量元素沒有了，或者成分減少，所以雖然吃了這種食物，身體卻得不到這種營養，自然而然就失去了健康。

據權威人士分析報告，美國人和非洲人的肌肉礦物質比較，美國人肌肉的各種礦物質只有非洲人的五分之一，但美國的野生動物和非洲的野生動物的礦物質含量相差不多。

由此可見，不是土壤的問題，而是文明社會吃得太精，導致體內礦物質含量也少。

心臟血管硬化是微量元素不足的緣故，風濕病與心臟病是土壤不平衡和飲食不平衡引起的。

鹽（鈉）和鉀都是人體需要的東西，而體內的鉀維持應是鹽二倍以上。但現在剛反過來，所吃的鹽多於鉀，是二倍的鹽與一倍的鉀，這樣一來將引起許多的病。例如：糖尿病一般都會認為是糖吃太多，而實際上不是最主要因素，主要原因在於胰島素分泌不夠，胰島素是受鉀刺激而分泌的，飲食當中鹽多鉀攝取少，胰島素分泌的就少，這樣就會產生糖尿病。還有高血壓，有人用動物做實驗，給動物吃很多的鹽，發現血壓就會上升，而給它吃很多的鉀，血壓就會下降，所以鹽（鈉）和鉀的比例會影響血壓。

正常細胞裏鉀和鈉有一定期的比例，普通是五到六左右，而細胞在生長與分裂的時候，鉀和鈉的比例則會減小，身體癌細胞的鉀和鈉比例就少於正常細胞。所以鉀和鈉的比例反應出細胞分裂的訊息。長期吃太多的鹽，加上空氣、水、食物、環境的污染，幾個因素一配，得癌症的機會就太多了。

植物是鉀最好的來源，因為植物能夠濃縮鉀，現在生活比較富裕，一般人蔬菜吃的比較少，大部分的人喜歡吃雞鴨魚肉，但動物並不是很好鉀的來源。請參考一般食物中鉀與鈉的含量表。

一般人最關心的問題，是有關於蛋白質問題。一般人認為魚肉含有豐富的蛋白質，其實蛋白質是由胺基酸組成的，而且要有八種胺基酸同時存在，才能產生蛋白質，而這八種胺基酸其中有兩樣，遇熱就會被破壞了，所以平常以為從魚肉裏可以吸收蛋白質，事實上魚肉遇熱蛋白質就流失了。所以身體需要更多的蛋白質。而遇熱就流失的這兩種胺基酸還會影響人的記憶力。也影響我們的精神，缺少這些，身體就很容易疲倦。相反地，

一般食物中鉀與鈉的含量

水　果 FRUITS		鉀 (毫克/磅)	鈉 (毫克/磅)	鉀鈉比例 K/Na
中文	英文			
蘋　果	Apple	459	4	115
蘋果醬	Applesauce	354	9	39
杏　子	Apricot	1198	4	300
杏子乾	dried	4441	118	38
杏子罐頭	canned	1642	5	328
香蕉	Banana	1141	3	380
黑莓	Blackberries	733	4	183
越橘	Blueberries	338	4	185
櫻桃	Cherries	780	8	98
椰子	Coconuts	1161	104	11
椰乾	dried	2667	–	–
曼越橘	Cranberries	357	9	40
罐頭	sauce	136	5	27
黑醋栗	Currants	1654	13	127
棗	Dates	2939	5	588
無花果	Figs raw	880	9	98
罐頭汁裝	canned waterpkd	703	9	78
乾的	dried	2903	154	189
綜合水果罐頭	Fruit cocktail water packed	762	23	33
醋栗	Gooseberries	703	5	141
罐頭汁裝	canned wtrpkd	476	5	95
柚子	Grapefruit	300	2	150
葡萄	Grapes	452	9	50
蕃石榴	Guavas	1272	18	71
檸　檬	Lemon	419	6	70
芒　果	Mangoes	574	21	27
哈密瓜	Muskmelon (cantelope)	569	27	21

水　果 FRUITS		鉀 (毫克/磅)	鈉 (毫克/磅)	鉀鈉比例 K/Na
中文	英文			
橘　子	Orange	662	3	221
木　瓜	Papaya	711	9	79
桃　子	Peach	797	4	199
罐頭汁裝	canned, water	621	9	69
梨　子	Pear	537	8	67
罐頭汁裝	canned, water	399	5	80
鳳　梨	Pineapple	344	2	172
罐頭汁裝	canned, water	449	5	90
李　子	Plum, Damson	1234	8	154
紅李子	prune type	725	4	181
石　榴	Pomegranate	658	8	82
李子乾	Prune, dried	2770	32	87
葡萄乾	Raisins	3461	122	28
覆盆子	Raspberries	876	4	219
冰凍	frozen	454	5	91
草　莓	Strawberries	714	4	179
冰凍	frozen whole	472	5	94
橘　子	Tangerine	423	7	60
西　瓜	Watermelon	209	2	105
堅果及種子 NUTS AND SEEDS				
中文	英文			
杏　仁	Almond	3506	18	195
加鹽杏仁	salted	3506	8908	4
蘇　木	Brazil	3243	5	649
腰　果	Cashew	2105	68	31
榛　子	Filbert	3193	9	355
花　生	Peanut	3057	23	133
鹹花生	salted	3057	23	2
花生醬	peanut butter	3039	2753	1.1

堅果及種子 NUTS AND SEEDS		鉀 (毫克/磅)	鈉 (毫克/磅)	鉀鈉比例 K/Na
中文	英文			
大胡桃	Peean	2735	trace	＞500
阿月渾子實	Pistachionut	2204	–	–
芝 麻	Sesame	3289	272	12
葵瓜子	Sunflower seed	4173	136	31
核 桃	Walnut	2087	14	149
穀類、麵包 GRAINS, BREAD AND PASTA				
中文	英文			
大 麥	Barley(light)	726	14	52
小麵包	Biscuit	290	2994	＜0.1
法國式麵包	Bread, French	408	2631	0.2
葡萄乾麵包	raisin	1057	1656	0.6
燕麥麵包	rye	658	2527	0.3
粗麥麵包	pumpernickel	2059	2581	0.8
白麵包	white	386	2300	0.2
全麥麩麵包	whole wheat	1238	2390	0.5
蕎 麥	Buchwheat	2032	–	–
蕎 麥	Bulgur	1188	–	–
玉米粉	Corn meal	1125	5	225
玉米片	corn flakes	4559	544	8.4
通心麵	Macaroni	894	9	99
鬆 餅	Muffin, plain	567	2000	0.3
麥麩鬆餅	bran	1955	2032	1.0
玉米鬆餅	corn	612	2182	0.3
麵	Noodle	617	23	27
麥 片	Oatmeal	1597	9	177
糙 米	Rice, brown	971	41	24
白米	white	417	23	18
白米花	puffed	454	9	50
甜麵包	Roll, Danish	508	1660	0.3
硬甜麵包	hard	440	2835	0.2

穀類、麵包 GRAINS, BREAD AND PASTA		鉀 (毫克/磅)	鈉 (毫克/磅)	鉀鈉比例 K/Na
中文	英文			
全麩甜麵包	whole wheat	1325	2558	0.5
燕麥	Rye, whole grain	2118	5.1	423
小麥(冬)	Wheat, red hard	1678	14	120
小麥(春季)	soft	1706	14	122
麥麩	bran	5085	41	124
小麥芽	germ	3751	14	268
蔬菜 VEGETABLES				
中文	英文			
菜薊	Artichoke	780	78	10
蘆筍	Asparagus	706	5	141
罐頭	canned	753	1070	0.7
冰凍	frozen	1084	9	120
酪梨	Avocado	2055	14	147
甜菜根	Beet	1064	190	5.6
罐頭	canned	758	1070	0.7
綠	green	1448	330	4.4
綠花菜	Broccoli	1352	53	26
冰凍	frozen	1093	77	14
結球甘藍	Brussels sprouts	1627	58	28
包心菜	Cabbage	951	82	12
紅包心菜	red	1094	106	10
皺菜甘藍	savoy	1098	90	12
黃牙白	Chinese cabbage	1113	101	11
青江菜	spoon	1319	112	12
紅蘿蔔	Carrots	1269	175	7.3
花菜	Cauliflower	1338	59	23
芹菜	Celery	1160	429	2.7
青菜	Chard, Swiss	2295	613	3.7
板栗	Chestnut	2059	27	76
乾	dried	3969	54	74

蔬菜 VEGETABLES		鉀	鈉	鉀鈉比例
中文	英文	(毫克/磅)	(毫克/磅)	K/Na
菊苣	Chicory, Witloof	735	28	26
綠葉	greens	1562	–	–
	Collard	1819	195	9.3
玉米	Corn, raw	699	trace	>140
罐頭	canned	440	1070	0.4
冰凍	frozen	916	5	183
黃瓜	Cucumber	689	26	27
蒲公英	Dandelion gr	1801	345	5.2
大蒜	Garlic	2112	76	28
薑	Ginger root	1114	25	45
	Horse radish	1867	26	72
	prepared	1315	435	3
芥藍	Kale	1097	218	5
大蔥苗	Leek	819	12	68
生菜	Lettuce, head	886	30	30
	iceberg	754	39	19
草菇	Mushrooms	1822	66	28
芥菜	Mustard greens	1197	102	12
秋葵	Okra	971	12	81
冰凍	frozen	993	9	11
綠橄欖	Olives, green	132	5770	<0.1
熟橄欖	ripe	69	1659	<0.1
希臘橄欖	Greek style	–	11932	–
洋蔥	Onions	648	41	16
脱水	dehydrated	6273	399	16
	Parsnips	2086	46	45
豌豆	Peas, Alaska	1433	9	159
罐頭	canned	435	1070	0.4
冰凍	frozen	680	585	1.2
青椒	Pepper, bell	792	48	17

蔬菜 VEGETABLES		鉀	鈉	鉀鈉比例
中文	英文	(毫克/磅)	(毫克/磅)	K/Na
洋芋	Potatoes	1495	11	136
洋芋片	Potato chips	5126	<4500	>1.1
南瓜	Pumpkin	1080	3	360
小紅蘿蔔	Radish	1314	73	18
海菜	Seaweed, dulse	36560	9458	3.9
海帶	kelp	23918	13640	1.8
菠菜	Spinach	2132	322	6.6
冰凍	frozen	1606	259	6
夏天瓜	squash, summer	889	4	222
冬天瓜	winter	1189	3	396
奶油瓜	butternut	1546	3	515
蕃薯	Sweet potato	893	37	24
芋頭	Taro root	1958	27	72.5
番茄	Tomato	1107	14	79
罐頭	canned	984	590	2
番茄醬	paste	4028	172	23
白蘿蔔	Turnip, w/tops	790	144	5
	w/o tops	1045	191	5
冰凍混合蔬菜	Vegetable, mixed frozen	943	268	4
	Waterchestnut	1746	70	25
西洋菜	Watercress	1177	217	5
甜蕃薯	Yam	2341	–	–
酵母	Yeast, dry	9063	236	38
啤酒酵母	brewers	8591	549	16
豆類 BEANS				
中文	英文			
蠶豆	Broad	726	6	121
埃及豆	Chickpeas	3615	118	31
牛豆	Cowpeas	24554	9	273
扁豆	Lentils	3583	136	26

豆類 BEANS		鉀	鈉	鉀鈉比例
中文	英文	(毫克/磅)	(毫克/磅)	K/Na
菜豆	Lima	2948	9	32
罐頭	canned	1007	1070	0.9
冰凍	frozen baby lima	1987	667	3.0
熟的	mature	6936	18	385
綠豆	Mung	4663	27	173
綠豆芽	sprouted	1012	23	44
豌豆	Peas, whole	4559	159	29
豌仁豆	split	4060	181	22
花豆	Pinto	4463	45	99
紅豆	Red	4463	45	99
罐頭	canned	1198	14	86
湯	Snap	970	28	35
罐頭	canned	431	1070	0.4
冰凍	frozen	758	5	152
黃豆	Soybeans	7607	23	331
豆腐	tofu	191	32	6
黃豆粉	powder	4150	5	830
白豆	White	5425	86	63
肉類 MEATS AND POULTRY				
中文	英文			
醃燻豬肉	Bacon(sliced)	590	3084	0.2
加拿大式	Canadian	1778	3578	0.5
牛肉	Beef w/o bone	1610	295	5.5
腦	Brains	993	567	1.8
雞肫	Chicken gizzard	1089	295	3.7
牛心	Heart(beef)	875	390	2.2
羊肉	Lamb	1340	340	3.9
牛肝	Liver, beef	1275	617	2.1
豬肝	hog	1184	331	3.6
豬肉	Pork	1295	320	4.0

肉類 MEATS AND POULTRY		鉀 (毫克/磅)	鈉 (毫克/磅)	鉀鈉比例 K/Na
中文	英文			
火腿	ham	1542	4990	0.3
香腸	Sausage, cold cuts and luncheon meats			
	bologna	1043	5897	0.2
蒸煮	frankfutrers	998	4990	0.2
臘豬肉	pork, cured	1007	5597	0.2
豬肉香腸	pork sausage	635	3357	0.2
火雞派	Turkey pot pie	517	1674	0.3
小牛肉	Veal	1450	410	3.5
魚 FISH				
中文	英文			
鱸魚	Bass(flesh)	1161	308	3.8
鯉魚	Carp	1297	227	5.7
鯰魚	Catfish	1497	272	5.5
魚子醬	Cavier	816	9979	<0.1
蚌	Clam, soft	1066	163	6.5
乾	hard	1411	930	1.5
鰲魚	Cod	1733	318	5.4
蟹	Crab, canned	4536	499	9.1
鱈魚	Haddock	1379	277	5.0
青魚	Herring(raw)	1905	336	5.7
龍蝦	Lobster cooked	816	953	0.9
貽貝	Mussels(meat only)	1429	1311	1.1
蠔	Oysters(meat only)	549	331	1.7
海扇	Scallops	1796	1157	1.6
蝦	Shrimp(shelled)	689	438	1.6
蝦仁	flesh only	998	635	1.6
罐裝鮪魚	Tuns, canned	1365	3629	0.4

牛奶製品 DAIRY PRODUCTS		鉀	鈉	鉀鈉比例
中文	英文	(毫克/磅)	(毫克/磅)	K/Na
奶油	Butter	104	4477	<0.1
奶油奶	Buttermilk	635	590	1.1
乳酪	Cream half & half	585	209	2.8
起司	Cheeses			
	Camembert	503	–	–
乾酪	Cheddar	372	3175	0.1
酸乾酪	Cottage cream	386	1039	0.4
義大利乾酪	Parmesan	676	3329	0.2
瑞士起司	Swiss	472	3221	0.1
美國起司	American	363	5153	0.1
蛋	Eggs	521	493	1.1
冰淇淋	Ice cream	821	286	2.9
牛奶	Milk cow, whole	654	227	2.9
羊奶	goat	816	154	5.3
人奶	human	231	73	3.2
酸奶	Yoghurt	649	231	2.8
糕餅甜食 PASTRIES AND SWEETS				
中文	英文			
蛋糕	Cake, plain	358	1361	0.3
水果蛋糕,深色	Fruit cake, dark	2250	717	3.1
淺色	light	1057	875	1.2
糖	Candy			
白脫糖	Butterscotch	9	299	<0.1
牛奶糖	Caramels	871	1025	0.8
巧克力糖	Chocolate, sweet	1220	150	8.1
巧克力牛奶糖	Fudge	667	862	0.8
軟糖	Jelly beans	5	54	<0.1
鹹餅乾	Crackers			
椒鹽餅乾	saltines	544	4990	0.1
蘇打餅乾	soda	544	4990	0.1

糕餅甜食 PASTRIES AND SWEETS		鉀	鈉	鉀鈉比例
中文	英文	(毫克/磅)	(毫克/磅)	K/Na
全麥餅乾	graham	1742	3039	0.6
餅乾	Cookies, assorted	304	1656	0.2
葡萄乾餅乾	Raisins	1234	236	5.2
脆餅乾	Shortbread	299	272	1.1
巧克力餅乾	Chocolate chip	608	1819	0.3
多福餅	Donuts, cake	408	2273	0.2
酵母片	yeast	363	1061	0.3
紅糖	Sugar, brown	1560	136	11
白糖	white	14	5	2.8
派	Pies			
蘋果派	apple	363	1365	0.3
香蕉派	banan acustard	921	880	1.0
越橘派	blueberry	295	1216	0.6
蛋塔派	custard	621	1302	0.5
桃子派	peach	676	1216	0.6
胡桃派	pecan	558	1002	0.6
南瓜派	pumpkin	726	971	0.7
葡萄乾派	raisin	871	1293	0.7
大黃派	rhubarb	721	1225	0.6

嬰兒加工食物 BABY FOODS

除了水果，甜菜根、番茄湯和高蛋質穀類，所有加工嬰兒食品裡面的鈉都高於鉀。

摘錄『身心靈整體健康』

植物蛋白質可以生吃，不用烹調，完全攝取所需蛋白質，這樣一來記憶力會增強，精神也會提高。

總之，飲食越簡單越接近自然對身體健康越好。

請參考「食物營養成分表」、「常用食物膽固醇含量表」、「食物中纖維質含量表」、「食物中普林含量表」。

筆者的告知與新書的信息

筆者自接刀療法傳承至今已二十年，非常清楚目前除了筆者之外，沒有人有資格能教授刀療法，現在在外教授的刀療不管是什麼派、什麼教的刀療法，都不是正確真正的刀療法，為了整頓目前的亂象，特別成立中華刀療養生協會。讓學員與讀者能認識真正重現失傳二千年的醫療方法「刀療法」。

現在進入資訊工業社會，宇宙間人類的生活飲食習慣又將進入新的生活方式，因而人的心、身、靈、體內外又將會有很大的改變。人類也將會再度面臨心、身、靈、新的災難，為了避免受到災難的傷害，筆者特別準備再出一本有關如何避開宇宙中的地球千禧災難迎接新天地，『如何飲食與心、身、靈健康創造新生活』之書與讀者共勉。

食物營養成分表

食物種類	份量	重量(公克)	水含量	熱量(卡)	蛋白質(公克)	脂肪(公克)	飽和脂肪酸(公克)	油酸(公克)	亞麻油酸(公克)	醣類(公克)	鈣(毫克)	磷(毫克)	鐵(毫克)	鉀(毫克)	維他命A(國際單位)	維他命B_1(毫克)	維他命B_2(毫克)	菸鹼酸(毫克)	維他命C(毫克)
蔬果類																			
蘋果(2個/1磅)	1個	212	84	125		1	-	-	-	31	15	21	0.6	223	190	0.06	0.04	0.2	8
紅肉葡萄柚	$\frac{1}{2}$個	241	89	50	1	–	–	–	–	13	20	20	0.5	166	540	0.05	0.02	0.2	44
白肉葡萄柚	6個	241	89	45	1	–	–	–	–	12	19	19	0.5	159	10	0.05	0.02	0.2	44
罐頭什錦水果	1杯	255	80	195	1	–	–	–	–	50	23	31	1.0	411	360	0.05	0.03	1.0	5
罐裝水蜜桃	1杯	256	79	200	1	–	–	–	–	51	10	31	0.8	333	1100	0.03	0.05	1.5	8
鳳梨罐頭(中型1片)	1片	58	80	45	–	–	–	–	–	11	6	3	0.2	56	30	0.05	0.01	0.1	4
無子葡萄乾(1$\frac{1}{2}$湯匙)	1包	14	18	40	–	–	–	–	–	11	9	14	0.5	107	–	0.02	0.01	0.1	–
黑棗汁	1杯	256	80	195	1	–	–	–	–	49	36	51	1.8	602	–	0.03	0.03	1.0	5
醃黃瓜(長3$\frac{1}{4}$英吋)(直徑1$\frac{1}{4}$英吋)	1條	65	93	5	–	–	–	–	–	1	13	14	0.7	130	70	–	0.01	–	4

食物種類	份量	重量（公克）	水含量	熱量（卡）	蛋白質（公克）	脂肪（公克）	飽和脂肪酸（公克）	油酸（公克）	亞麻油酸（公克）	醣類（公克）	鈣（毫克）	磷（毫克）	鐵（毫克）	鉀（毫克）	維他命A（國際單位）	維他命B_1（毫克）	維他命B_2（毫克）	菸鹼酸（毫克）	維他命C（毫克）
油脂類																			
牛油(1/2杯)	1條	113	16	815	1	92	57.3	23.1	2.1	–	27	26	0.2	29	3470	0.01	0.04	–	0
牛油(約1/8條)	1湯匙	14	16	100	–	12	7.2	2.9	0.3	–	3	3	–	4	430	–	–	–	0
豬油	1湯匙	13	0	115	0	13	5.1	5.3	1.3	0	0	0	0	0	0	0	0	0	0
瑪琪琳(1/2杯)	1條	113	16	815	1	92	16.7	42.9	24.9	–	27	26	0.2	29	3750	0.01	0.04	–	0
瑪琪琳(約1/8條)	1湯匙	14	16	100	–	12	2.1	5.3	3.1	–	3	3	–	4	470	–	–	–	0
軟式瑪琪琳	1湯匙	14	16	100	–	12	2.0	4.5	4.1	–	3	3	–	4	470	–	–	–	0
玉米油	1湯匙	14	0	120	0	14	1.7	3.3	7.8	0	0	0	0	0	–	0	0	0	0
橄欖油	1湯匙	14	0	120	0	14	1.9	9.7	1.1	0	0	0	0	0	–	0	0	0	0
花生油	1湯匙	14	0	120	0	14	2.3	6.2	4.2	0	0	0	0	0	–	0	0	0	0
葵花子油	1湯匙	14	0	120	0	14	1.3	1.6	10.0	0	0	0	0	0	–	0	0	0	0
法式沙拉醬	1湯匙	16	39	65	–	6	1.1	1.3	3.2	3	2	2	0.1	1.3	–	–	–	–	–
義大利沙拉醬	1湯匙	15	28	85	–	–	1.6	1.9	4.7	1	2	1	–	2	–	–	–	–	–
美乃滋沙拉醬	1湯匙	14	15	100	–	11	2.0	2.4	5.6	–	3	4	0.1	5	40	–	0.01	–	–
千島沙拉醬	1湯匙	16	32	80	–	8	1.4	1.7	4.0	2	2	3	0.1	1.8	5.0	–	–	–	–

食物種類	份量	重量（公克）	水含量	熱量（卡）	蛋白質（公克）	脂肪（公克）	飽和脂肪酸（公克）	油酸（公克）	亞麻油酸（公克）	醣類（公克）	鈣（毫克）	磷（毫克）	鐵（毫克）	鉀（毫克）	維他命A（國際單位）	維他命 B_1（毫克）	維他命 B_2（毫克）	菸鹼酸（毫克）	維他命C（毫克）
肉魚類																			
炸蝦	3盎斯	85	57	190	17	9	2.3	3.7	2.0	9	61	162	1.7	195	–	0.03	0.07	2.3	–
鮪魚（罐頭）	3盎斯	85	61	170	24	7	1.7	1.7	0.7	0	7	199	1.6	–	70	0.04	0.10	10.1	–
培根（1磅有20條）	2條	15	8	85	4	8	2.5	3.7	0.7	–	2	34	0.5	35	0	0.08	0.05	0.8	–
燉牛肉	3盎斯	85	53	245	23	16	6.8	6.5	0.4	0	10	114	2.9	184	30	0.04	0.18	36	–
沙朗牛排	3盎斯	85	44	330	20	27	11.3	11.1	0.6	0	9	162	2.5	220	50	0.05	0.15	4.0	–
烤羊腿	3盎斯	85	54	235	22	16	7.3	6.0	0.6	0	9	177	1.4	241	–	0.13	0.23	4.7	–
雞排	2.7盎斯	78	42	305	19	25	8.9	10.4	2.2	0	9	209	2.7	216	0	0.75	0.22	4.5	–
熱狗（1磅8條）	1條	56	57	170	7	15	5.6	6.5	1.2	1	3	57	0.8	–	–	0.08	0.11	1.4	–
棒棒腿（炸）連骨2盎斯	1.3盎斯	38	55	90	12	4	1.1	1.3	0.9	–	6	89	0.9	–	50	0.03	0.15	2.7	–
火雞肉	1片	85	61	160	27	5	1.5	1.0	1.1	0	7	213	1.5	312	–	0.04	0.15	6.5	–

食物種類	份量	重量（公克）	水含量	熱量（卡）	蛋白質（公克）	脂肪（公克）	飽和脂肪酸（公克）	油酸（公克）	亞麻油酸（公克）	醣類（公克）	鈣（毫克）	磷（毫克）	鐵（毫克）	鉀（毫克）	維他命A（國際單位）	維他命B_1（毫克）	維他命B_2（毫克）	菸鹼酸（毫克）	維他命C（毫克）
點心類																			
天使蛋糕（1/12個）	1片	53	54	135	3	–	–	–	–	32	50	63	0.2	32	0	0.03	0.08	0.3	0
杯子蛋糕	1	35	24	120	2	4	1.6	1.4	0.5	20	21	37	0.5	46	50	0.03	0.05	0.3	–
早餐用玉米片（加糖）	1杯	40	2	155	2	–	–	–	–	37	1	10	1.0	27	1880	0.46	0.56	4.6	14
爆玉米花	1杯	9	3	40	1	2	1.5	0.2	0.2	5	1	19	0.2	–	–	–	0.01	0.2	0
杏仁（115粒）	1杯	115	5	690	21	62	5.0	42.2	11.3	22	269	580	5.4	889	0	0.28	1.06	4.0	–
棉花糖球	1盎斯	28	17	90	1	–	–	–	–	23	5	2	0.5	2	0	0	–	–	0
飲料類																			
啤酒（12FL盎斯）（354毫升）	一罐	360	92	150	1	0	0	0	0	14	18	108	–	90	–	0.01	0.11	2.2	–
汽水（12FL盎斯）（354毫升）	一罐	366	92	115	0	0	0	0	0	29	–	–	–	–	0	0	0	0	0
可樂（12FL盎斯）（354毫升）	一罐	369	90	145	0	0	0	0	0	37	–	–	–	–	0	0	0	0	0
沙士（12盎斯）（354毫升）	一罐	370	90	150	0	0	0	0	0	39	–	–	–	–	0	0	0	0	0

食物種類	份量	重量（公克）	水含量	熱量（卡）	蛋白質（公克）	脂肪（公克）	飽和脂肪酸（公克）	油酸（公克）	亞麻油酸（公克）	醣類（公克）	鈣（毫克）	磷（毫克）	鐵（毫克）	鉀（毫克）	維他命A（國際單位）	維他命B_1（毫克）	維他命B_2（毫克）	菸鹼酸（毫克）	維他命C（毫克）
蛋奶類																			
煎蛋	1個	46	72	85	5	6	2.4	2.2	0.6	1	26	80	0.9	58	290	0.03	0.13	－	0
白煮蛋	1個	50	75	80	6	6	1.7	2.0	0.6	1	28	90	1.0	65	260	0.04	0.14	－	0
全脂奶	1杯	244	88	150	8	8	5.1	2.1	0.2	11	291	228	0.1	370	310	0.03	0.4	0.2	2
低脂奶	1杯	244	89	120	8	5	2.9	1.2	0.1	12	277	232	0.1	377	500	0.1	0.4	0.2	2
脫脂奶	1杯	245	91	85	8	－	0.3	0.1	－	12	302	247	0.1	406	500	0.03	0.37	0.2	2
煉乳	1杯	306	27	980	24	27	16.8	6.7	0.7	166	868	775	0.6	1136	1000	0.28	1.27	0.6	8
巧克力奶昔	315 C.C.	300	72	355	9	8	5.0	2.0	0.2	63	396	378	0.9	672	260	0.14	0.67	0.4	0
香草奶昔	325 C.C.	313	74	350	12	9	5.9	2.4	0.2	56	457	361	0.3	572	360	0.03	0.61	0.5	0
脆餅用起司	1湯匙	5	18	25	2	2	1.0	0.4	－	－	69	40	－	5	40	－	0.02	－	0
美式起司	1片	28	39	105	6	9	5.6	2.1	0.2	－	134	211	0.1	46	340	0.01	0.10	－	0
湯																			
奶油雞湯	1杯	240	92	95	3	6	1.6	2.3	1.1	8	24	34	0.5	98	70	0.02	0.05	0.5	－
奶油蘑菇湯	1杯	240	90	135	2	10	2.6	1.7	4.5	10	4.1	50	0.5	98	70	0.02	0.12	0.05	－
蔬菜牛肉湯	1杯	245	92	80	5	2	－	－	－	10	12	49	0.7	162	2700	0.05	0.05	1.0	－

食物種類	重量(公克)	熱量(卡)	蛋白質(公克)	脂肪(公克)	膽固醇(毫克)	醣類(毫克)	礦鈣(毫克)	鈉(毫克)	質鐵(毫克)	維他命A(國際單位)	維他命B1(毫克)	維他命B2(毫克)	菸鹹酸(毫克)	維他命C(毫克)
其他														
蘋果醋	1湯匙	15	94		0	0	0	0	1	1	1	0.1	15	
啤酒酵母	1湯匙	8	5	25	3	3	17	140	1.4	152	1.25	0.34	3.0	
肯德基炸雞														
雞翅	42	136	10	9	55	4	22	302	0.7	<9	0.03	0.04	2.3	1
雞小腿(棒棒腿)	47	117	12	7	63	3	12	207	0.8	<10	0.04	0.09	2.4	<1
雞腿	88	257	18	18	109	7	34	566	1.5	<18	0.08	0.16	4.0	<2
生菜沙拉	91	121	1	8	7	13	32	255	0.5	55	0.03	<0.02	0.02	32
麥當勞														
漢堡	102	255	12	10	25	30	51	520	2.3	82	0.25	0.18	4.0	2
吉事漢堡	115	307	15	14	37	30	132	767	2.4	345	0.25	0.23	3.8	2
滿意漢堡	166	424	24	22	67	33	63	735	4.1	133	0.32	0.28	6.5	2
吉事滿意漢堡	194	524	30	31	96	32	219	1.2	4.3	660	0.31	0.37	7.4	3
麥香堡	204	563	26	33	86	41	157	1.01	4.0	530	0.39	0.37	6.5	2
麥香魚	139	432	14	25	47	37	93	781	1.7	180	0.26	0.20	2.6	1
滿福堡	138	327	19	15	229	31	226	885	2.9	591	0.47	0.44	3.8	1
薯條(小包)	58	220	3	12	9	26	9	109	0.6	17	0.12	0.02	2.3	1.3
香草奶昔	291	352	9	8	31	60	329	201	0.2	349	0.12	0.7	0.3	3
蘋果派	85	253	2	11	12	29	14	398	0.6	34	0.02	0.02	0.2	1

常用食物膽固醇含量表

食物名稱	份　量	重　量（公克）	膽固醇（毫克）
內　臟　類			
腦		100	22,000
牛心	3盎斯	85	（166）
雞肫	1杯	145	（398）
腰花	1杯（切片）	140	（1,125）
雞肝	1付	25	（187）
魚子	1盎斯	28	101
魚子醬	1湯匙	16	248
蛋　類			
全蛋	1個（大）	50	252
蛋白	1	33	0
蛋黃	1	17	252

內　類			
瘦牛肉	3盎斯	85	77（＋）
瘦羊肉	3盎斯	85	（85）
瘦豬肉	3盎斯	85	（75）
雞胸肉（連皮）	1/2個	92	74
雞腿肉（連皮）	1隻	52	47
魚　類			
皇帝魚	3½盎斯	100	50
鱈魚	3½盎斯	100	60
大比目魚	1片（6½××2½×5/18英吋）	125	（60）
鯡魚	3½盎斯	100	85
鮭魚（海鰱魚）	1片（6¾××2½×1英吋）	145	（59）
沙丁魚	罐頭3¼盎斯）	92	129
蹲魚	3½盎斯	100	55
鮪魚（海底雞）	罐頭5½盎斯	157	102

海鮮類			
蝦　肉	3 ½ 盎斯	100	150
龍蝦肉	1杯（小方塊）	145	123
蟹　肉	1杯	125	100
蛤蜊肉	1杯	227	114
牡蠣肉	3盎斯	240	120
奶類及奶製品			
美式起司	1盎斯	28	（25）
奶油泡芙	1個	130	188
油脂類			
牛　油	1湯匙	14	35
豬　油	1杯	205	195
美乃滋	1湯匙	14	10

食物中纖維質含量表

食物名稱	份　量	重　量 （公克）	纖維質總含量 （公克）
白麵包	1片	25	0.68
全麥麵包	1片	25	2.13
白麵粉	1杯	115	3.62
玉米片	1杯	25	2.75
罐裝甜玉米	1杯	165	9.39
洋芋（中型）	1個	135	4.73
洋芋片	10片	20	0.64
蘋　果	1個（中型）	138	1.96
香　蕉	1條（小的）	119	2.08
梨	1個	164	4.00
橘　子	1杯	200	0.58
橘子果醬	1湯匙	20	0.14
草莓果醬	1湯匙	20	0.22
葡萄乾	1盎斯	30	1.32
花　生	1盎斯	30	2.79
花生醬	1湯匙	16	1.21
蘿　蔔		100	2.20
胡蘿蔔	1杯	155	5.74
洋　蔥	1杯（切片）	100	2.10
萵苣生菜	1/6個	100	1.53
高麗菜	1杯	145	4.10
綠花菜	1杯	155	6.36
白花菜	1杯	125	2.25

食物中普林含量表

（毫克/100公克食物）

水果類			
蘋　果	1.3	乳香瓜	4.0
香　蕉	1.2	柳　橙	3.0
楊　桃	1.4	木　瓜	1.6
葡　萄	0.9	桃　子	1.3
葡萄乾	5.4	烏　梨	1.1
蕃石榴	4.8	鳳　梨	0.9
紅　棗	6.0	李　子	4.2
黑　棗	8.2	番　茄	4.6
檸　檬	3.4	金柑番茄	7.6
龍眼乾	8.6	紅西瓜	1.1
枇　杷	1.3	茄寶瓜	1.0
橘　子	2.2	蓮　霧	1.5
芒　果	2.0		

蔬菜類			
莧菜（荇菜）	23.5	羅勒（九層塔）	33.9
芥藍菜	18.5	高麗菜（洋白菜）	9.7
芹　菜	8.7	莞　荽	20.0
茼蒿菜	33.4	萵仔菜	15.2
芥菜葉（刈菜）	12.4	雪裡紅（鹹菜）	24.4
鹽酸菜	8.6	榨　菜	10.2
捲心白菜	12.4	青江白菜	30.2
山東白菜	12.6	菠　菜	13.3
水甕菜	17.5	豇　豆（菜豆）	58.2
苦　瓜	11.3	筍　乾	53.6
葫　蘆	7.2	胡蘿蔔	8.9
花菜（菜花）	24.9	胡瓜（莿瓜）	8.2
花胡瓜	14.6	茄　子	14.3
蒜　頭	8.7	蒜（莖葉）	38.2
薑	5.3	木　耳	8.8
敏　豆	29.2	韮菜花	19.5
金　針	60.9	皇帝豆（萊豆）	32.3
綠豆芽（豆菜）	14.6	鮑魚菇	26.7
蘑　菇	28.4	香　菇	214.5
洋　葱	3.5	韮　菜	25.0
黃韮菜	16.8	荷蘭豆（豌豆）	29.7
青辣椒	8.7	紅辣椒	14.2
蘿蔔（菜頭）	7.5	蘿蔔乾	11.0
絲瓜（長形）	11.4	冬　瓜	2.8
葱	13.0		

澱粉類			
麥　片	24.4	小　米	7.3
高　粱	9.7	玉　米	9.4
燕　麥	22.6	米　糠	54.0
糙　米	22.4	糯　米	17.7
白　米	18.4	米粉條	11.1
小　麥	12.1	麵　粉	17.1
麵　線	19.8	樹薯粉	3.6
芋	10.1	馬鈴薯	3.6
甘　藷	2.4	荸　薺	2.6
刈薯（豆薯）	1.6		

乾豆種子及堅果類			
杏　仁	31.7	黑　豆	137.4
腰　果	80.5	栗　子	34.6
紅　豆	53.2	薏苡仁	19.0
蓮　子	40.9	味　噌	34.3
冬　粉	7.8	豌　豆	75.7
花生米	95.3	黑芝麻	57.0
白芝麻	89.5	黃　豆	166.5
黃豆乾	57.0	花　豆	57.0
瓜　子	24.2		

肉 類			
雞 心	125.0	鴨 心	146.9
豬 心	127.3	雞 肝	293.5
牛 肝	169.5	鴨 肝	301.5
豬 肝	229.1	雞 胃（膣）	138.4
牛 肚	79.8	鴨 胃（膣）	137.4
豬 肚	132.4	豬小腸	262.2
豬 腎	132.6	豬 肺	138.7
豬 脾（腰尺）	270.6	雞 腸	162.6
鴨 腸	121.0	豬 血	11.8
豬 腦	65.3	豬大腸	69.8
豬 皮	29.8	黃牛肉（瘦）	83.7
雞 肉（胸）	137.4	雞 肉（腿）	140.3
羊 肉	111.5	豬 肉（瘦）	122.5
兔 肉	107.5	蝸牛肉	110.8

蛋 類			
雞蛋白	3.4	皮蛋白	2.0
鹹鴨蛋白	1.9	雞蛋白	3.7
竹雞蛋白	1.6	鴨蛋黃	3.2
皮蛋黃	6.6	鹹鴨蛋黃	3.6
雞蛋黃	2.6	竹雞蛋黃	3.4

水產食品類			
正蜥魚（狗魚）	169.9	鯉　魚	137.1
海　鰻	159.5	紅　鱠（郭魚）	128.0
河　鰻	113.1	鱔　魚	92.8
脆魚丸	63.2	扁魚乾	366.7
草　魚	140.2	白帶魚	391.6
浦　牟	35.3	鮸（大鮸）	105.1
虱目魚	180.0	皮刀魚	355.4
烏　魚	183.2	昌鼠魚（黑鯧）	140.6
白　鯧	238.1	紫青甘鰺（紅紺）	140.3
秋刀魚	134.9	瓜仔鰺（甘仔魚）	283.5
鯊　魚	166.8	魚　翅	110.6
白　鰱（連魚）	202.4	條仔魚乾	1538.9
�仔魚	294.2	加臘魚	247.3
鰆（馬加）	162.2	旗　魚	109.7
海鰱（四破魚）	217.5	吳郭魚	199.4
赤土魟（魴魚）	261.9	白帶魚皮	3509.0
鮸魚皮	3110.5	白鯧魚皮	496.5
烏魚皮	557.1	鯉魚精巢	1170.6
鯊魚皮	73.2	蛤　蜊	316.0
吳郭魚肝胰	268.3	海螃蟹	81.6
蜆　子	114.0	鮑　魚	112.4
烏　賊	89.9	海蜇皮	9.3
草　蝦	162.2	紫　菜	274.0
海　帶（昆布）	96.6	干　貝	390.0
牡　蠣（蚵仔）	339.0	海藻（海菜）	44.4
海　參	4.2	蝦	137.7
蛤　子	436.3	蝦　米	587.3
金勾蝦	326.6	香　螺	92.9
槍烏賊（小管）	226.2		

其　他			
冬瓜糖	7.1	蜂　蜜	1.2
奶　粉	15.7	醬　油	25.0
番茄醬	3.0	酵母粉	589.1
銀　耳	98.9		

資料來源：中華民國營養學會雜誌第11卷 P41－62，1986年12月
何威德：「台灣常用食品的嘌呤和嘧啶含量之分析」

學員感言

刀療法與學佛 、了解刀療法真諦

我是一位最不認真學習，學最久的老學員，到現在還是不斷的在學習『刀療法』，表面上『它』是一種非常簡單的功夫，而實際上是一門永遠學不完的，不可能修畢業的法門。

當初和老師一起到日本學刀療法時，曾經不相信『刀療法』的療效，數次放棄學習的念頭。回國之後和老師一起施刀療法治療病人，碰到的病人不是訴苦就是埋怨，有時也會碰到醫生、知識人士、經常被問得不知如何回答，為了應證和解釋『刀療法』的療效的原理，因此就開始學習中西醫療法，可是『刀療法』會治好病的原理卻不是一般的療法能找到的。但有了醫療常識之後，在施刀療法更自信與患者應對更滿意，也隨老師治療好過許多各式各樣的病人，可是我因體質特殊關係會感應他人之病痛，而不願意再施刀療法。

後來經過訓練調適身體之後，學會控制可以不再感應他人之病痛了。

現在為了協助老師完成他的心願，我又重新施刀重新學習，所不同的是，進入宗教團體學習認識「自然」「造物者」與「佛」，了解祂們到底在傳達那些信息，而各門各派的神祇所傳遞的信息、真理、生命意義和教義確是不盡相同。只是人們為了自己的利益，認為自己所信仰的神是最好，傳遞的信息最準確的，硬要以不同的傳教方式來區分神祇，說真的，在我的認知裡是無分別的。但最後我選擇「學佛」，從「學佛」來了解「刀療法」在宗教裡是扮演什麼樣的角色，和現要完成老師的心願有那些相應的地方。

每當在施刀療法時總是覺得有許多問題，有關身體的健康和病痛與生命、人生和命運之間種種的問題，究竟是誰在主宰這些事情？滿腦子的問題總是沒有確切的答案。雖然我對醫療只是懂皮毛，學佛只是探探頭，但自從「學佛」了解人生的意義、生命是永續、人生和命運之間是人的福報各不相同之因果等等之後，在為患者施刀療法時，病患確實受益良多。

記得在學醫療時有位教授曾經告訴我：「你用功努力學習，本身就是一種愛心，就是一種慈悲，因為你不曉得你今天所學的，以後要用在什麼人身上，也許今天所學的知識，將來用於你的親人，也許所學的知識，用於一個你完全不認識的人。你必須用心來學習以慈悲心、平等心去對待每個需要治療的人。」

如今每當我在施刀時，時時必須警惕自己，在對待每位患者時一定要持平等心、愛心、一心希望病人能早日康復。

從來接受刀療法治療的病人中，可以了解到人生的種種病痛苦，也就是一切佛經中的註腳，給佛經的「苦諦」做註解。佛陀在古時候就講過，我們的身體有好多好多的蟲啊！那裡有問題它就去那裡。當我讀有關醫學書以後，發現身體的白血球的運動，就好像變行蟲的運動，它一下子在血管裡頭，一下子鑽到血管外頭（淋巴管道），那裏有問題，它就奔去那裡，那兒在召喚就跑過去。這些佛陀早在兩千多年前就已經講的很清楚了。想起教授告訴我們：「神經對『痛感』或其他的感覺傳導，說穿了只不過是細胞內外的一些鈉離子、鉀離子出出入入電位改變，一些化學物質傳遞而已。然而它的進進出出然後又大概各自回去。」

就是這樣，平常所執著的「痛」和「觸覺」「喜悅」或「痛苦」這些都是感覺得到，看不到、摸不到的，然而我用心體會《心經》「色即是空，空即是色，受想行識，亦復如是」。正是和神經傳導系統相應，其實佛陀早就把醫學的道理說的很清楚，只是用不同的文字，不同的敘述而已。

「刀療法」為什麼會和佛法相應，因為「刀療法」理療方式，運作痛感，傳送信息呼喚白血球淋巴過來治患處，它利用最自然治療。當我仔細的去思考刀療法在宗教上他不只是醫療人的身體、心靈，也是借著治療時在傳教說法，讓世人能了解人的「究竟」「真相」。

從「刀療法」去看人性，跟隨老師施刀數年，不管正式、非正式的學員裏，看到許多人為名為利在爭，有人自稱「天下第一刀」、「梅花神刀」、「自創神刀」「金刀銀刀天刀神刀」「密刀」……等等，不管什麼刀、什麼名稱，都是自稱自封其實就是爭名，如果能換成爭仁心醫術、布施廣結善緣，這樣不知道有多好。

記得不久前聽到一種操刀之前要咒語才能刀療，而且不能說不能教，當時聽到這樣的話，我頓時感到非常難過心痛，痛的是中國人就是這樣自私自利、小心眼，不能宏觀利益他人的心，記得以前我們小時候讀歷史，老師都很驕傲告訴我們說：「中國人是世界上最聰明、最偉大的發明家，發明的東西之多，從天象觀測儀、地上指南車、穿用蠶絲布、開墾炸藥、火藥、紙、筆、華陀內、外醫療……等。」

反觀現在為什麼樣樣學外國，也就是說以前的師父教授徒弟時總是留一招，傳到最後沒半招，也很明確的告訴我「刀療法」就是這樣被中國人丟掉的。如今老師從日本接傳承辛苦撿回的中華「刀療法」，經歷千辛萬苦找印證體驗，證實療效安全無虞……等，用最好最快的方法，那麼無私的教授給朋友學員，他希望讓失傳已久，中華「刀療法」的醫療法，能快速在世界各地展現一下中華「刀療法」威力，並且廣傳五大磁場的理念，可是並沒有如老師的願。

我只有看到人性爭名爭利，對老師忘恩負義和毀謗的一面，但老師他對這些人總是一笑置之。他還是一直教授，借著「刀療法」濟世傳播五大磁場的理念。

老師做法和以前宗教相應的地方「刀療法」是座橋，從前宗教借「刀療法」濟世傳教說法，讓世人能了解人生的「究竟」與「真相」。而老師借「刀療法」濟世傳播五大磁場的理念。我可以借「刀療法」幫助老師擴展人際，廣傳老師的理念和鳳山寺日常法師理念和布施……等許多對社會地球有益之事。

不管人性如何，他人所展現出來各式各樣的現象，都是我的一面鏡子，好的；我學習，不好的；要警惕自己不能犯和他一樣的過錯。

總之「刀療法」的療效是不可否認的，再配合現代西醫藥療法互補，想必這是最完善、最佳的綜合醫療法。

最老的學員廖娟敏

體驗有療效才學刀療法

「刀療法」，兩年多以前在我的腦海記憶中，是一個不曾出現過的名詞，而自己會與「它」接上線，大概也是一個偶然又巧合的機緣罷了。

自從第一次被潘文雄老師以刀治療，那種痛苦難當須要三個人大力押制（後來覺得是心理恐懼所致），到後來身體出現各種好轉現象，使我對「刀療法」漸漸產生了極大的興趣，想一窺「刀療法」對人疾病上的幫助，是否跟自己以前所接觸到的中醫傳統療法，又有那些不同的療效。

潘文雄老師開始開班授課，我也就順理成章的成了他的學生，在老師的講課中，「刀療法」的技術、原理是非常的科學而且淺顯易懂，但是要成為一個好的「刀療師」，是要透過不斷與患者之間接觸、溝通，及實例上的操作，印證所累積下來的。

另外，我覺得使我受益良多的是，老師和師母二人，他們對做許多事情的執著，對待人、事、物的良善，及對這個地球的熱愛，與他們二人相處之後，才發覺他們身上有太多的寶藏，等待我去挖掘，這是我學「刀療法」之後的另一個收穫。

在實習的過程中，有許多師兄、師姐會報告他們所接觸的病例，一而再、再而三，治癒了許多人的陳年舊病，潘老師也舉了許多他的親身經歷與我們分享，讓我更覺得「刀療法」的神奇，但兩年多來，我發現「刀療師」是要以「無我」「利益他人」之心去操刀，及患者對「刀療師」的信任，可使得患者的病痛更加速治癒，切記！

以上是我為什麼學習「刀療法」，及學後兩年多來的感受，我很慶幸自己能夠得到老師、師母二人的教誨，及學習到「刀療法」這一門失傳已久的傳統療法，以後一定要好好用「它」來為人服務，並廣傳老師的理念，能為下一代留有一個美好健康的生活空間環境。

學員 莊明國

我學刀療的過程

我學「刀療」的過程並不曲折;也許和其他學習「刀療」的學員一樣，是因為應證了「刀療」的功效而願意付出時間學習及貢獻一點微薄的力量。

話說幾個月之前的某日，跟隨著阿姨到了信義教室的場地，第一次接觸到「刀療」，雖然聽阿姨說過：也在電視機前看過相關的報導，真正的親身接觸還是被治療的疼痛及工具（刀）嚇到了，也不敢接受第二次治療。之後雖然曾帶朋友接受治療，而自己始終不敢再次嘗試「刀療」。再次的接受「刀療」是在幾個月以後，阿姨希望我能再給自己一次機會，嘗試醫治多年困擾著自己的婦女病，抱著半信半疑的態度，終於被說服了三度接受「刀療」。而當時是由師姐為我治療，雖然疼痛依舊，過後卻感覺舒適輕鬆，不但改善了多年的不正常出經血（每月幾乎有超過十四天的出血期），甚至醫好了膝蓋腫脹及失眠的老毛病。

曾戲稱自己是天底下最鐵齒的人，對於不是親眼目睹的事情通常是一笑置之，況且自己的病是長期累積，在定期吃藥卻不見改善的情況之下，很難相信只憑「刀療」會有什麼顯著的效果。

事實上，「刀療」確實減輕了我的病痛也改善了我的體質，這時才真正開始注意到阿姨的工作及「刀療」這回事。剛開始只是受到周圍環境的影響，覺得如同大家庭一樣的祥和氣氛感染了我，使我願意陪同阿姨來潘老師家，從治療過程到看到一個一個的病患減輕病痛之後的喜悅，逐漸認同「刀療」。在此同時受到潘老師的鼓勵，及阿姨希望我在這段失業的情況之下能嘗試學習「刀療」。

剛開始因為無法排除對刀（利器）的恐懼，即對自己非常沒有自信，遲遲不敢拿刀，深怕一個不小心傷了人可是大問題；終於在老師的鼓勵之下做了（第一刀），而同時間潘老師也為我們上了理論課，除了親身體驗「刀療」的功效外，看見一位一位的病患改善的效果，增加了自己的信心，除定期的到潘老師家實習與上課，其中在空檔時與潘老師和師母的談話更增加了自己的知識，如一些衛生保健、飲食療法、人體病痛之來源與治療方式，一再的顯示潘老師及師母的博學與經驗之豐富，也毫無私心及保留的傳授給每一位學員。

每當有新病患來求診時，老師特別希望我們觀察實際操作（胃病患「刀療」），藉此增加每一位學員的臨床經驗和膽識，也藉此讓每一位學員都能從實習中熟習操作，也能儘快熟悉不同的病症，不同的治療方式，也就是理論變實務。

在老師及師母毫無私心的經驗分享與教導，許多學員都很快的進入狀況，而我除了戰戰兢兢的學習外，盡量從潘老師及師母的言談中學習許多知識，最令我感動的是除了「刀療」之外，潘老師及師母對於生活的態度及人生觀也灌輸了我們不少珍貴的經驗，學習「刀療」不只是「刀療」本身的操作學習，而是整個人生觀與生活知識的學習。

在不到一個月的學習過程中，我因私事要前往峇里島，出發前尚且猶豫是否要帶刀出國，經潘老師恩准；希望我若有機會也不要放棄能幫助人的機會，於是我帶了刀前往峇里島，心中並沒預期會有機會用到刀，更不預期會被接受，因為畢竟通常在台灣，人們只要一聽到用「刀」治療就退避三舍，何況民風純樸連生病都害怕看醫生的村民，自己只想趁此時自我練習而已。

而第一次開始治療是前往一位朋友家裡作客，意外的知道他的弟弟是位腦性麻痺的患者，首先了解了他的病情，他的父母親表示十六年來已經求醫無數，西醫診斷正常，中醫針灸、指壓、按摩、巫師傳統草藥都無反應，於是放棄希望了，聽了之後自己表示了願意為他嘗試治療「刀療」，但自己不確定他願不願意接受治療；也告訴他們治療過程中會有不小的痛楚，小男孩自己決定接受治療「刀療」。

剛開始時，小男孩一見生人就全身直冒汗，抽處不能控制，需要三個人幫忙才能使他不至於因抽搐而傷到人，因為第一次，所以治療時間並不長，第二次小男孩說他變得很好睡，睡覺時也較少半夜起床了，他決定繼續治療，這時的我反而猶豫了起來，趕緊翻開潘老師的課程內所教導的重點，再次治療時，依照指示做效果更明顯，也就是他會有輕微的發燒，但睡眠更穩更好，肌肉也開始鬆弛，見到陌生人也不再滿身是汗，彎曲的手指及雙腳漸漸放鬆，不只是他的父母，連我都訝異「刀療」的功效會如此的顯著。

接下來也醫了他的姊姊，因為每次月經時必然疼痛不已，甚至要請假在家休息，只治療了兩次；從十四歲開始經痛的她竟然度過一個沒有經痛的經期。

接著又醫治了一位患有風濕性關節炎的老婆婆，也是兩次；老婆婆居然把枴杖也丟了，能蹲能跑的繼續下田工作了，但是可惜中間他又泡了兩次冷水舊病發作，還好「刀療」又讓他生龍活虎般的下田了。

在峇里島期間總共治療了十三人，除了前面腦性麻痺的病患以外，其他症狀並不是非常嚴重，而讓我感動的是，當我打電話回台灣問潘老師如何後續治療腦性麻痺的病患時，老師授權我將刀留下，並指導小男孩的父親操作接續治療小男孩。

看見這位父親專注學習的模樣，小男孩母親充滿感激的眼神，及小男孩堅定的態度，我想「刀療」不只是解除病痛而已，也是一種希望；而潘老師課堂上的理論知識，在我們面對治療的過程中一一應證，也如同潘老師說的「刀」結有緣人，也希望自己能有更多的學習，幫助需要幫助的人。

學員 馬珍妮

我為什麼學刀療

前年夏天的某日，媽媽走到土地公廟去求神問卜，「……請保佑我的女兒能早日脫離苦海……請賜籤指點。」…「叩」…「筊杯」從她手上順勢撥落到地上成「聖杯」，她謝了神、彎著腰、伸出顫抖的手（有柏金森症）去把地上的「筊杯」揀起來……

適時，正在後面拜拜的莊太太（小叔太太蔡素芬女士，那時我們是不認識的鄰居）忙伸出援手，扶了她一把，詳問手抖的原因，並介紹給她「刀療」的地方「信義路大光明中心」，她回家後要我帶她去「刀療」，我才知道，世上還有這種奇特的民俗療法。

入秋之時，媽媽中風了，是右腦視丘處溢血，病情不輕，在台北醫學院住了將近一個月才回家，起先她連走路都要從新學習，漸漸地能自己到自強公園去走一走，加上我每天都在她的頭部做一遍刀療，或偶而全身療一下，以及配合食用潘老師做的「穀物發酵物」全身調理，現在也漸如常人，不太需要別人的照顧，生活起居均能自理，我已放心很多。

88年春天，我接到莊復華（小叔）先生的電話說潘文雄老師要大施博愛，將「刀療」正式授徒，廣傳民間，教出許多「刀療師」以拯救世間更多的疾苦（他的情操真是偉大），問我是否參加。因我對各種民俗療法都有興趣，過去對指壓、腳底按摩、刮痧……等均有所涉獵，所以我不假思索，報名參加。

初時，對刀實感畏懼，我這個連菜刀都拿不好的人來說，老師發的這把「刀療」用的「真刀」可要敬怕三分。我們先在刀面刻上「正大光明、公正無私」和我們的名字之後，老師開始上課。

談到刀療的出處、刀療的原理、刀療的效用、刀療的方法、以及刀療師本身的靈修。

再來就是用刀；第一次試刀，我們五、六個同學都向老師的手臂砍去，讓老師檢定我們握刀的方法、用刀的力道。第二次試刀，就是砍自己，哎呀！怕怕！先輕輕的再說，漸漸加重力道……這樣試了又試，才去掉怕刀的心理。

再來是刀的運用，課餘先找同學互砍，砍同學「不怕你痛」力道加了一成，因為要你好看（有病、可以好得快）。我也是被砍得哇哇叫，記得第一次被砍完時，感覺全身舒暢，但第二天早上幾乎爬不起床，很疲勞的樣子，人有一點虛脫，手臂、大腿、身上肉多處，大概有病灶的地方，全都現出瘀青及有硬塊，這些大約到二、三個星期才漸漸散去。

之後常找同學互砍，身上所呈現的現象，就沒有那樣的可怕了，把舊傷、新傷、五腑六臟大概調整了一便，現在身體狀況，可要比以前健康許多。只要用刀，又不必吃藥傷身。真要感謝潘老師的傳授，如此珍貴的民俗療法「刀療」。

「刀療」並不是那麼簡單，在我為人施刀時，治病的效果，常因人而異，像我的姊姊，她的膝蓋，本來痛得不能打彎，經我兩次用刀，立竿見影，現在她的早晚課跪拜用禮，已能如常作息。

我的同事蔡小姐，她的病因複雜，腹鼓如孕，經我兩個多月的刀療，和陳淑貞師姊的幫忙，她說她的褲子從LL號換穿成L號，她的腰小了一大圈，病好了一大半。

我的國畫老師葉靜山先生，有次說他感冒咳嗽，我就自告奮勇，為他施刀，此後每週一次，他說「刀療」之後咳嗽醫好了，好像頭上長出了好多頭髮，又有減肥的效果，真是意外的收穫。

從忠孝東路的服務處，移轉到中山北路潘老師家中的實習，每星期六下午，我都盡量撥空參加。尤其師母廖娟敏女士對我細心的耳提面命，使我的刀療技術更上層樓，更正掉許多錯誤手法，學習對患者病灶的判斷，應用施刀的部位、提氣、下力、心靈轉念，都使我受益非淺。

如今我對這個宇宙的空間，人與人的互動關係，有著更多的了解……還有大光明的理念，時時縈繞在腦際之間，雖然我個人的修為尚待不斷的努力，但對我內心的衝擊，有著不可言喻的震撼。人生為何？真的，願以『刀療』服務為目的，無怨無悔。

公元2000. 1.28 于台北。陳明月

刀療的奇特效果

鋒利的刀刃向身上砍，不致皮破血流，而且可以治病，實在不可思議。然而這是千真萬確的事實。向潘文雄老師學習刀療法已經三年多了，其間不但治療了自己長久以來的重聽與每年冬天必定復發的皮膚癢，內人的靜脈曲張也不見了。我今已屆七十四歲高齡，手腳靈活，速度不亞於年輕人，頭腦清爽，毫無老態現象。疝氣雖未痊癒，但已見效果，相信假以時日亦能如願以償。

此外，還為別人解決了許多病痛，包括兩個嚴重的氣喘病：一個是年僅四十的江先生，剛從加護病房出來，醫院用橡皮管插入喉頭，以幫助呼吸。可是聲帶受傷害，說不出話來，痛苦不已。第一次治療後，當天晚上竟興奮得不能入眠，不到三個月痊癒。第二個是一位六十歲的王老太太，他已經一年多未能上床睡覺了，僅只能趴在床緣休息，旁邊還放置一台大型氧氣機，隨時使用急救。平時不能離房他去，為她第一次施療後，頓時輕鬆舒適，我告別時她下六樓送行。

另外，也治癒了一位七十三歲的江先生，他是巴金森氏症，右手整天不停的顫抖，不能穿衣吃飯，行動諸多不便，斷斷續續三、四個月的治療，得以痊癒。

這是幾個比較嚴重的病例，至於其他較輕微的情況，則不勝枚舉。總之，刀療對人不會有傷害或副作用，治病具有意想不到的效果。

學員 退休老師　趙 日 新

刀療與我的因緣

某一天下午，前往羅曼蒂餐廳，和謝少懷老同學聊天。很巧，在談話中，認識到潘文雄先生，據謝老闆介紹時，才知道他是位神刀手，潘老師能治許多病，其治療的工具居然是用刀，真的不可思議，什麼病只要用刀治療，必定會有很好的效果，謝同學很久以前曾經說過好幾次，有這麼一位神刀師傅，就是一直沒有機會認識，那時不知是機緣未到，還是有別的緣故拖延著一年多，一直到有一天才很榮幸認識到這一位傳奇神刀師傅。但謝同學說潘老師已經封刀了，不能替人治病，當時聽了覺得很遺憾，無法見識到潘老師的功夫。

後來聽到潘老師說：「有一位傅大鈞先生可以代為操作治療，潘老師會在旁作指導。」因此，我和賴同學就去試試看，是否有像謝同學說的那麼神奇。就帶著好奇的心態輪流接受治療，當時我的情形是常常腰酸背痛，會有閃到腰的情形很不舒服，總是感覺整個背部很緊很難過，當潘老師告訴我們開始治療時，心裡帶著非常恐懼害怕，後來想想只要能把身上不舒服的地方治療好，把心一橫就開始接受治療，當刀子砍下來時；說不痛是假的，真的很痛，潘老師說：「有感覺的疼表示那個地方就是有問題。」當刀子繼續砍時，慢慢適應當中疼痛的感覺就減輕一些，大約二十分鐘之後做完，站起來走走；覺得腰酸背痛稍微輕鬆很多，沒有那麼緊，那麼痛苦。

潘老師說：「星期二、四晚上在信義路有一個定點，需要治療時傅老師會在那裡替大家服務。」聽了之後，想再繼續治療，希望能斷根，就前往信義路做治療，做了好幾次，身上的疼痛一次比一次好，一次比一次輕鬆而且更好，真的不可想像的神奇，才想到謝同學說的神刀，真不愧為天下第一神刀師傅。

我的病情比較輕，治療當中除了痛的感覺以外，沒有其他現象。倒是另外賴小姐因她的身體狀況比較差，全身都是病；治療之後，四肢都會發紫，東一紫塊、西一紫塊，潘老師說：「因為她的身體有病痛，用刀治療時會由皮膚表皮顯現出來，過幾天就會消失，這就是明顯反映所發出來之現象。」

據說賴小姐回去之後，先生及小孩都反對他繼續接受治療，這是很遺憾之事，他現在每天在吃藥過日子，實在太可惜，那麼好的治療方式不用，每天就靠藥物來維持，真的得不償失。說刀療不可思議的治療方法，輕的患者很快就可以治癒，重病患者時間較長，有的還要搭配藥物來做治療，才可達事半功倍的效果。

在信義路做治療當中認識到大光明團體，潘老師及好多成員，她們在談前往馬來西亞（樂居嶺）事情，因當時我只是個來做治療的患者而已，沒有參與他們的會談，據說（樂居嶺）是如何如何好的地方，在那裡修行可以得到不可思議的東西，那裡有位可以解決很多為提的老師，在那裡得到你所要的東西，她們談得非常精采，非常興奮地在討論著；當時聽他們在討論著去樂居嶺的一切事情，因我對她們這個團體不是很了解，只是在旁邊聽著而已，潘老師談著談著回過頭來問道：「李姐要不要一起去？」不知是什麼力量，或是什麼信息，毫不考慮；沒經過腦子想即開口說：「我跟你們去看看。」不知是否機緣到了，還是上天要叫我做什麼，這就不得而知。

隨口答應要一起去，回到家中，百思不解為何就那麼快決定去呢？問了又問自己，忽然一個聲音說：「去了就知道不必費思考。」就這樣不再去想為什麼。

當大家興高采烈來到樂居嶺，真是個世外桃源，是個最好修行之場所，修身養性的好地方，磁塔的能量，周邊的環境是個很不可想像的好地方，那個時段雖然還沒有很完善，但已讓我愛上這塊地方了。尤其當我聽莊老師的說明，大光明之理念及莊老師所做的事情，讓我佩服得五體投地，無法用言語來形容莊老師的偉大，其愛心、包容心、和藹可親的態度。

不管有很多人來到莊老師跟前抱怨，很多怨言，莊老師都很有耐心的用慈祥的言語來勸解，讓我覺得老師很了不起的地方，老師真是天底下最難能可貴的人。當然老師對宇宙的奧妙，對未來即將發生的種種事情，這樣的宏願真是太了不起，問到老師我做什麼事，老師答：「做你該做的事。」就光憑這些簡單話，要去省悟是很艱難太深奧，要去理解實在太深太深了。

回到台北，多認識大光明團體，慢慢了解知道一切之後，更加認同，我就信入、立願，現在可以說我是大光明的一份子，當感覺自己身體漸漸好，又接觸到莊老師為了發展宇宙弘願時，我們能付出一點點心而已，能做什麼呢？就問潘老師我能學刀療嗎？潘老師說可以，快要上課，結果就這樣開始學、做、實習、做服務工作，為大家做一些服務來做義工工作。

在學刀療裡，看到各色各樣的病人，我們就要用愛心來付出，病人的病痛就會很快減輕，當遇到不太認同刀療的人時，我們會很有耐心去解釋給他聽，在更了解之後才開始做治療，我碰到好多都是頭疼、腰酸背痛、腳麻痺等。

每個病人病情不同，因此每個人的治療次數就不一定，但是，只要有耐心的做，一定會有好的結果及改善，尤其有一位楊小姐，是得了痛風，走路腳會疼，無法行走太遠或太久，經過跟他說明原理，及經過治療，雖然治療時很疼，身上會發紫，她都很有耐心來做治療，他現在已經可以走的很遠很久，走很遠也不會疼，現在還常常出去旅行呢！據說去醫院檢查，痛風及尿酸數值已經減到幾乎快要很正常的數值了呢！她高興替我宣傳刀療的好處，這就是刀療的神奇。

學員李惠英

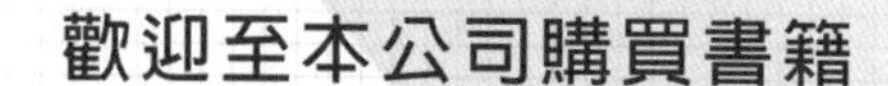

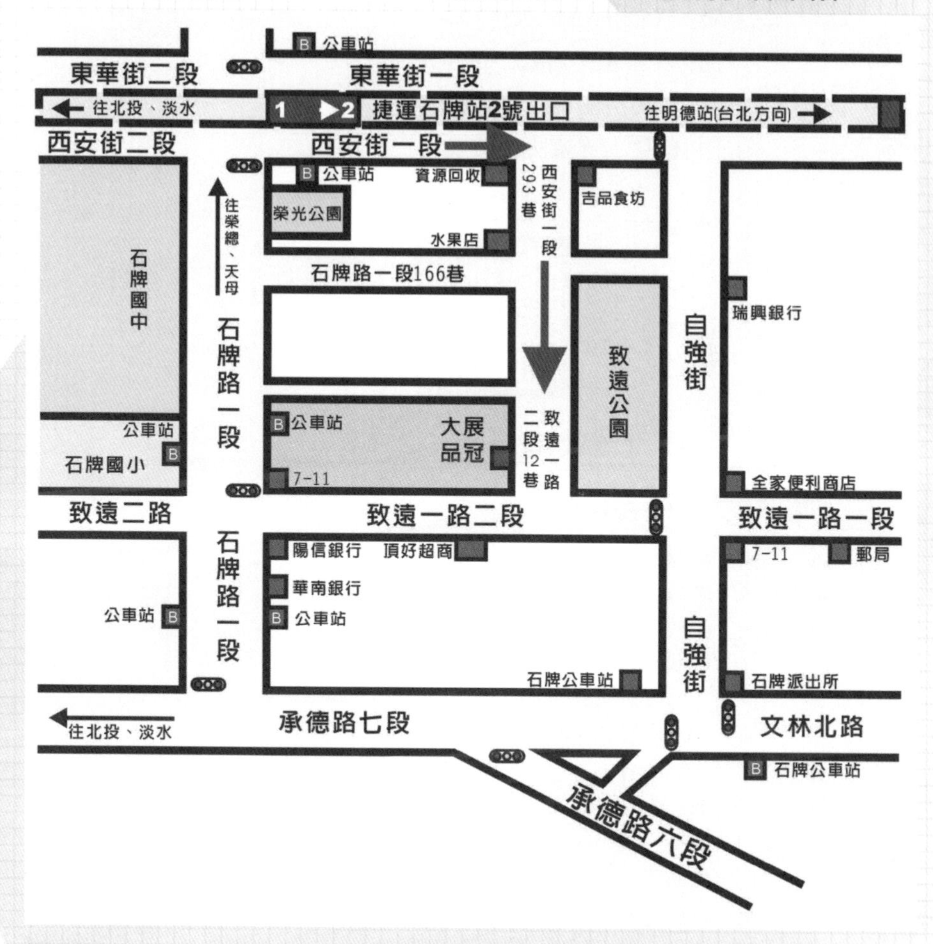

建議路線

1.搭乘捷運・公車

淡水線石牌站下車，由石牌捷運站２號出口出站(出站後靠右邊)，沿著捷運高架往台北方向走(往明德站方向)，其街名為西安街，約走100公尺(勿超過紅綠燈)，由西安街一段293巷進來(巷口有一公車站牌，站名為自強街口)，本公司位於致遠公園對面。搭公車者請於石牌站(石牌派出所)下車，走進自強街，遇致遠路口左轉，右手邊第一條巷子即為本社位置。

2.自行開車或騎車

由承德路接石牌路，看到陽信銀行右轉，此條即為致遠一路二段，在遇到自強街(紅綠燈)前的巷子(致遠公園)左轉，即可看到本公司招牌。

國家圖書館出版品預行編目資料

神奇刀療法／潘文雄 編著
—初版—臺北市，品冠文化，2000（民89）
面；21公分—（傳統民俗療法；1）
ISBN 978-957-468-019-1（平裝）
1.民俗醫藥　2.治療法
418.99　　89009953

神奇刀療法

編　　著／潘文雄
發 行 人／蔡孟甫
出 版 者／品冠文化出版社
社　　址／台北市北投區（石牌）致遠一路2段12巷1號
電　　話／(02) 28236031・28236033・28233123
傳　　真／(02) 28272069
郵政劃撥／19346241
網　　址／www.dah-jaan.com.tw
E-mail／service@dah-jaan.com.tw
登 記 證／北市建一字第227242
承 印 者／傳興印刷有限公司
裝　　訂／眾友企業公司
排 版 者／弘益電腦排版有限公司
初版1刷／2000年（民 89） 8月
初版3刷／2018年（民107） 9月　　定　價／260元

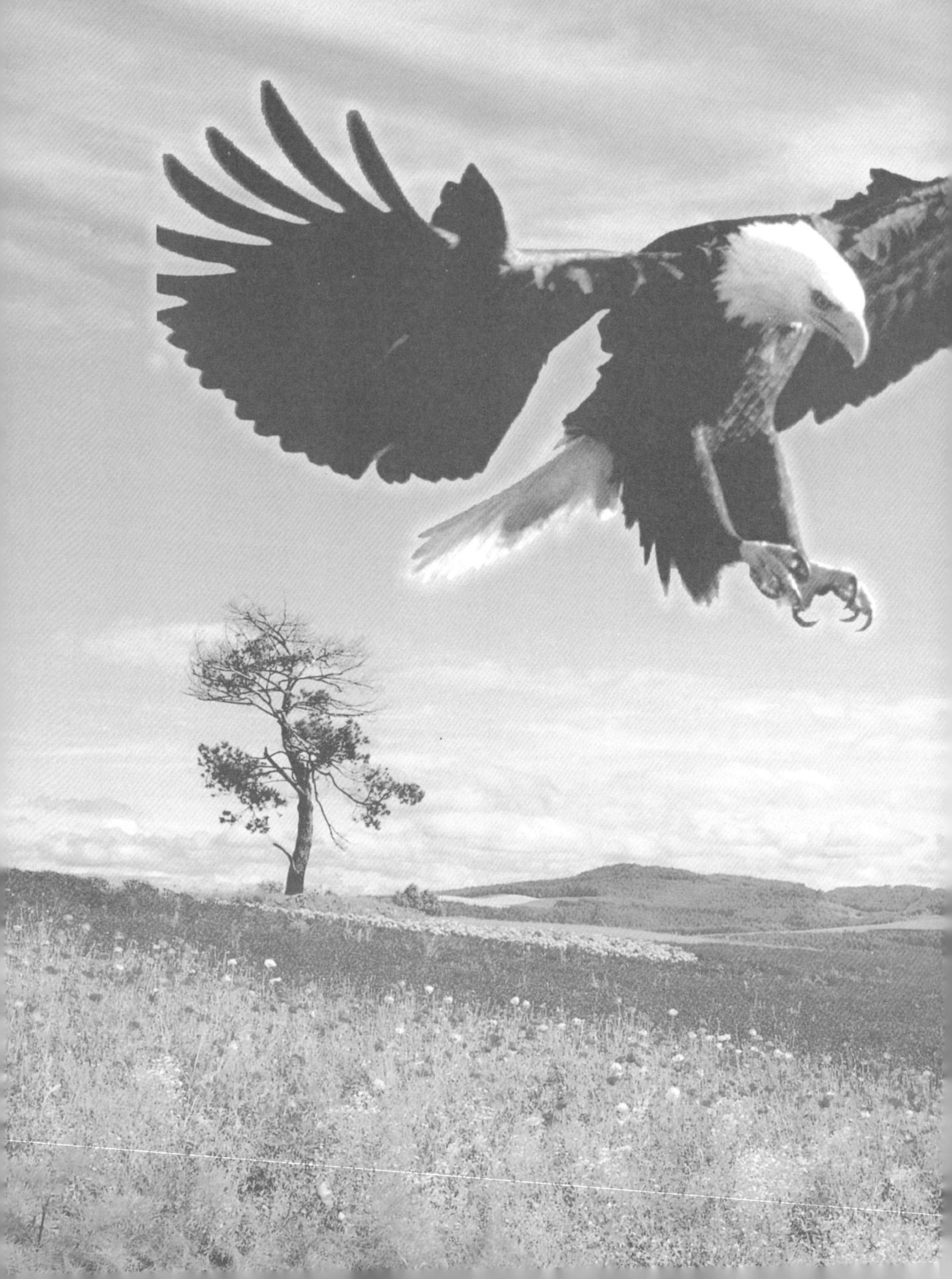

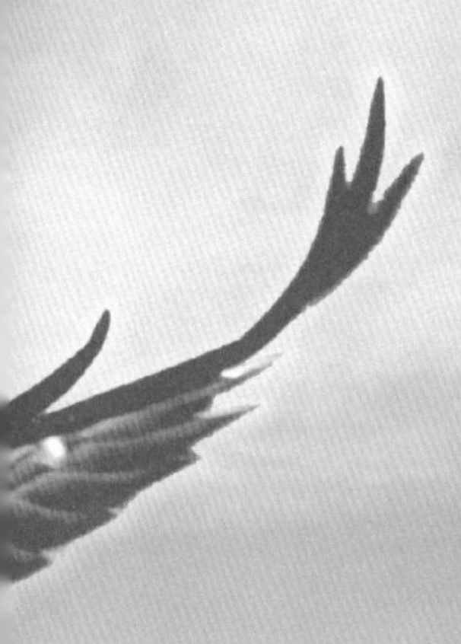